雲淡風清

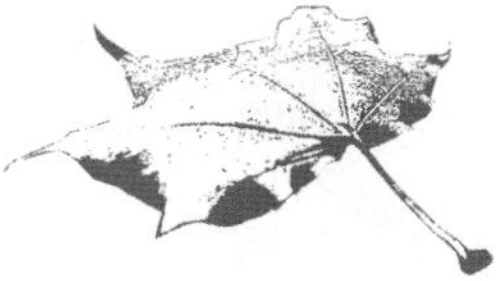

醫惠髓緣　智饗心聲

慈濟醫療志業執行長
林俊龍

日前得知閻雲校長的新書《雲淡風清》即將出版，非常歡喜，謹以感恩之心，樂為之序。

算一算，認識閻雲醫師轉眼已經二十多年了。當時我們都是在美國的臨床執業醫師。一九九三年十一月一日，慈濟美國分會在南加州洛杉磯郡成立了海外第一家「慈濟義診中心」，籌備期間就由我擔任慈濟醫療諮詢委員會主席（Chairman of the Tzu Chi Medical Advisory Committee）。而閻雲醫師也剛好是在那一年七月到希望城國家癌症中心(City of Hope National Medical Center)工作，專長是血液腫瘤科，在慈濟人接引之下，如果遇到弱勢居民或病人來到慈濟義診中心求救，發現罹患癌症時，我們就會將病人轉到希望城委請閻醫師治療。

一九九五年，我決定返回台灣投入慈濟醫療志業服務，美國慈濟義診中心就敦請閻雲醫師接任慈濟醫療諮詢委員會的主席。除此之外，更要感恩閻雲醫師的是，在台灣成立的慈濟骨髓資料庫之所以能順利運作，就是閻醫師的助緣。

為了給罹患血液疾病的華裔患者一線希望，在確認不影響捐髓者健康後，證嚴上人首肯成立慈濟骨髓資料庫。約莫在一九九三年底到九四年初，也就是在資料庫籌備時期，閻醫師就承諾擔任義務顧問。運作初期，台灣的慈濟志工辛辛苦苦舉辦驗血活動所募得，每位志願者的10 cc血樣，因為台灣沒有相關檢驗技術的實驗室可以承接，所以必須空運到美國做檢驗。感恩閻醫師因與加州大學洛杉磯分校（UCLA）的保羅・寺崎(Paul Terasaki)教授熟識，熱心居中協調，說明慈濟以私人機構之力籌辦國家級骨髓庫的大愛，讓寺崎教授不僅願意接案，每一筆血樣也只收取一半的檢驗費用，讓募款不易經費拮据的慈濟骨髓庫稍微鬆了一口氣。

我的印象很深，閻醫師曾在《慈濟月刊》發表過一篇文章〈心靈的桃花源〉，寫下他在接觸慈濟與拜訪上人後的心情感受，原本單純想當一個好醫生的心情，由於見證到上人力行佛法在人間的大智慧，與慈濟人點滴付出的大平凡，找到他自己對人生意義的定義。拜讀時，也讓我回想起自己得識上人與慈濟之後，找到心靈依歸的初感動。

閻醫師在美國二十多年，不管是在臨床、教學或研究方面，都有非常傑出的成就，而他長年對於台灣醫學界默默奉獻所長的用心，更讓人感動。二〇一一年閻雲醫師應聘，回到母校台北醫學大學接任校長一職，投入醫學教育領域，帶回專業新思維，傳承以人為本的醫療人文，實為台灣醫界之喜。

閻校長投入臨床與教育多年，感知無常，珍惜當下，在忙碌之餘，亦書寫在美國行醫時期與病人互動的真情記事，以及在美國與台灣投身醫學教育的所知所想。此外亦感恩閻雲校長近二年來接受《人醫心傳——慈濟醫療人文月刊》邀稿，每月撰寫〈醫聲〉專欄，將所思所想與大眾分享，並提點年輕學子。

這些寶貴的內容皆收錄於《雲淡風清》新書中。讀者可藉由此書，領略閻校長對病人的真心、對醫學教育的用心，與從中散發的人文風采，謹此衷心推薦這本值得一讀的好書。感恩。

動人的醫療書寫

中央研究院院士
台北醫學大學醫學科技學院副院長暨癌症研究中心主任
台北醫學大學附設醫院癌症醫院執行長
彭汪嘉康

日前，接到閻校長的電話，邀我為他的新書寫篇序文。眾所周知，閻校長的口才一流，聽說也正因為這樣而結識了也是口才一流的的另一半。說來，沒有文思哪來的口才。我急於想知道他寫了些甚麼，所以就一口答應了下來。

十年前，國家衛生研究院創院院長吳成文希望當時癌症研究所的成立能以美國希望城癌症中心為標竿，於是率隊參訪，時任所長的我是當然成員之一。參訪當晚，在洛杉磯中國城晚宴，當時才知道，在中國僑界圈內，閻校長是無人不知的腫瘤專科醫師，而且還是僑友們的家庭顧問醫師。大家都圍著閻校長問東問西，希望自己的下一代也能進入名校，或是更進一步進入醫學院就讀。

拿到閻校長厚厚一疊的手稿，看了一下目錄，全書共分兩大篇，由數個小故事串聯而成。第一篇為〈春天篇〉，主要描述他在希望城行醫時所遇到的各種狀況，從醫師的角度所寫下來的幾個生動故事。

當疾病降臨時誰都無法倖免，但透過適當的治療，仍可以有幸運眷顧。罹病是人生中不可避免的事，生離死別又是另一件令人難以接受的事。書中談及面臨死亡時，急救與否的處理方式。在〈不必急救？〉這個例子裡，閻校長給了我們恰當的建議——以醫師的最佳醫療判斷為依歸。

病患生活品質是近年來醫療人員照顧病患的新目標，旨在維護病患應有的尊嚴。

一位癌末病患選擇一生鍾愛的演奏會陪伴自己走完人生的最後一程，將最美好的身影留在人世，作為她告別生命的句點。如何畫上生命的休止符，是每個人最後的權利！

在〈生命轉角處〉閻校長提到了告知的藝術，如何告知病患得了癌症？在一般人的心中，癌症是死亡的判決，很多人一聽到這個消息，第一反應是無法接受，感到憤怒、挫折，甚至以為生命就此結束。閻校長透過與病患溝通的過程，帶領他們以平靜的心態來接受治療。說起來容易，實際執行起來卻是件不易之事。現在每個醫學院都增加了「告知」的課程，教導醫師們告知的法門不外乎人性化，而最好的例子就在這本書裡。

癌症的治療在近幾十年內有大幅的進展，除了外科手術、電療、化療、及骨髓移殖的多元化發展，最近更邁入幹細胞移植的治療。閻校長也深切盼望不久的將來，這些幹細胞能如大家的期盼，成長出各種組織細胞來滿足臨床上的需求。

來自廣州的燒鴨外科醫師的努力、辛苦終究獲得成功的例子，凸顯出年輕人只要志向堅定，不論過程多麼艱辛，終究能有志者事竟成。

另一大篇則是〈芸芸篇〉，以閻校長返台後的所見所聞為主。對一個從醫學院畢業，服完兵役後，負笈他鄉三十餘年，再回到故鄉的閻校長而言，感覺確實是陌生的，對事情的思維及執行模式上都有差距。在〈人生舞台〉提及演講前須對與會貴賓一一介紹的現象，究竟是尊重長官？還是僅是依慣例執行？這些禮數到底需不需要？到底誰是主角？東西方在這方面認知的差異，值得大家去好好思索。

書中也提到現在學校皆增加了一些通識教育的人文課程，藉以培養學生們廣闊的視野，及豐富的人文修養，唯有經過人文的訓練，才能了解人與人之間的互動，這在醫病關係中尤其重要。

在〈我的人生操之在我〉這篇文章中提到來自衣索匹亞的女計程車司機及她想當外科醫師的女兒，以及本校那位最後選擇當飛行員的應屆畢業女學生，都是清楚明白自己未來的目標之後，堅定意志、勇往直前的例子，給了家長及年輕一代一個很好的學習榜樣。

閻校長的美國指導老師來台訪問期間恰逢太陽花運動之際，校長的老師印象深刻並憶及年輕時也經歷美國六〇年代反越戰的運動，當時家中長輩眼見阻止無效，提出要求的底線——不能中斷學業。所有的社運或學運，只要時間一久最後都失焦，悖離了最初的訴求。但我們大家對群眾運動都有著相同的期待，希望在激情過後不要忘了初衷，希望他們能一秉同樣的熱情，繼續引領國家成長，讓社會愈來愈好。

在港澳大學的考察記事中，閻校長則對國內的教育體制及環境感到憂心，年輕學子與國際接軌的能力，及優秀年輕老師外流的情況，都是讓大家對國內教育與學術發展需要有所省思的課題。

根據世衛組織的定義，二〇一七年台灣即將邁入高齡社會，六十五歲以上人口將占總人口的百分之十四，高齡照護對於病患、家屬、及社會所帶來的影響是全面性的，長照需求對高齡化的台灣已是刻不容緩的議題。

閻校長還提出「健康雲」的應用所衍生的問題，期盼在醫療科技發達之際須同時兼顧個人隱私的保護，這樣在漫步健康雲端時才能擁有人性化與大未來。

總括來說，這是一本包羅萬象的書，閻校長以醫者、教育家、心理學家、研究者的各種角度來觀察親身經歷的事情，並藉由東西方之差異有感而發將之寫了出來。故事引人入勝，筆觸淺顯易懂，篇篇都是勵志或是發人省思的故事，書中處處流露出作者的人文素養及仁心的情懷，值得讀者們細細品味與體會。

二〇一五年十一月於台北萬芳醫院

大醫醫心

美國南加州大學比較文學系及東亞語文學系教授
暨台北醫學大學人文暨社會科學院講座教授
張錯

唐代名醫孫思邈《千金要方》內稱「古之善為醫者，上醫醫國，中醫醫人，下醫醫病」，已成古今名言。上醫一句原出《國語．晉語八》，晉平公有疾，秦景公令一名姓和的醫生前去探視，這位和醫師出來說道：「不可為也……吾子不能諫惑，使至於生疾。」後來有一個叫文子的哲者（據說是老子門徒）問和醫師：「醫生也可以醫治國家麼？」醫師答道：「上醫醫國，其次疾人，固醫官也。」就是說，最好的醫師，所謂上醫，可以醫治國家疾病，再其次醫治人疾病的，就是所謂醫師了。和姓醫師既不能諫導晉平公的迷惑，無法阻止平公生病，他只是一個醫人的醫官，不是高明的上醫，能夠治療國家的疾病。

許多醫生除了醫病以外，更有治國救民的抱負，現代例子比比皆是，菲律賓的黎剎，被稱為菲律賓國父。德國的史懷哲在非洲叢林行醫前，就曾這般起願，「三十歲以前要把生命獻給傳教、教書與音樂，要是能達到研究學問和藝術的願望，那麼三十歲以後就可以進入一個服務的方向，把個人奉獻給全人類。」當他決定將後半生奉獻給非洲人，便開始學醫，三十六歲取得醫師資格，三十八歲前往非洲叢林，在那裡服務非洲五十二年，終其一生。

治國的醫生也很多，中華民國國父孫中山先生，台灣的蔣渭水、賴和，都堪稱上醫。知識分子關心人民疾苦，拯黎民於水火，利用醫理來分析天下之病，如同醫者切脈用藥，望聞問切，最有名就是唐代柳宗元一篇「癒膏盲疾賦」，以醫者討論治療秦景公夢寐膏盲之疾為例，導論除弊利政，治好社稷。

台北醫學大學校歌也有「上醫醫國，博愛濟世」及「學好做人方做醫」之句，引申而言：一所全人教育的醫學大學，不只是基本醫學的培育訓練，還要有上醫醫國的精神；要有巨大慈悲，以一顆關懷世人的愛心，博愛濟世。北醫大校長閻雲是個腫瘤專家，碰到多是奇難絕症，病人絕處逢生，一方面固是醫術高明，另一方面卻是他能醫病醫心，不單從藥物或科技治療入手，更能照顧及病人心理建構及其家庭社會背景，因此，上醫可以醫國，大醫且能醫心。

禪宗謂有心有世界，醫者有愛心去關心，人溺己溺，息息相關。如醫者無心，事不關己，縱使醫術高明，亦不過名醫一名。聖保羅《哥林多前書》內說到的，信、望、愛三者中最大是愛，愛不只是愛自己，而是愛別人。為什麼要愛別人？因為信望，均可自己修行，惟有去愛人去關懷人，才能把基督降世的使命體驗透澈。本來聖父、聖子、聖神三位一體，極至尊榮，無所不知，無所不能，何必聖子下凡，降生為人，以血與肉為世人贖罪？原因便在神愛世人，願意降生與人同類，祂的終極使命，除了訓誨世人，樹立人的典範，還要以愛釋恨，犧牲自己，救贖世人，從此世人可以藉祂的人類名稱——「以耶穌基督之名」去祈求幫助。

手捧此書，內心多所感動，這絕非一般病例治療讀本，作為讀者以心比心，我讀出一個醫師替病人與社會把脈的用心。閻雲曾長期居留美國，並為洛杉磯「希望城」（City of Hope）醫院首席腫瘤專家及實驗室主任，他毅然放棄高職，回台服務母校，夙夜匪懈，無怨無悔，這是一個大抉擇。他的抱負不止要醫人，還要醫心，這是大乘、大智慧、大慈大悲。書內的「劉先生」及「燒鴨大夫」，分別道出亞裔在美國種族大熔爐理想下的悲哀。劉先生本可姓 Lau 或 Liu，就像每一個美國華人的英文拼音名字，但他求好心切，改名路易（Louie，取廣東台山人的雷姓拼音），以為利用一些名字拼音的混淆，可以獲得一些他人對西方名字的聯想認同，從中取得方便，但終其一生，路易這發音只怕更較接近魯蛇（loser）。原來大熔爐是個大騙局，他的一生代表了一個美國夢的幻滅，妻離子女散，最後的一句遺言是，「到頭來，我想，我還是一個中國人……」。

在閻雲接觸各類不同病人，或朋友的黑暗面與光明面裡，燒鴨大夫無疑是醫師行業最振奮的一個成功光明例子。燒鴨大夫本是中國大陸廣州一個外科醫師，藉親人之便移民來美，因為語言不通與缺乏檢定資格，只好流落費城，在兄長的一家燒臘店做斬切燒鴨的工作。外科醫生不去臨床開刀而去切燒鴨，庖丁解牛，真是最大的諷刺。許多流落異鄉醫科人士，在語言及檢定門檻下無技可施下，為了謀生，放棄理想，轉營他業，大有人在。但燒鴨大夫不折不撓，藉一個與閻雲在費城就讀美國醫科生時相識的機緣，詢問一些資料，繼而攜鴨造訪，進且完成自我進修、資格考試、專業訓練，終於成為一名極成功的麻醉科醫生。

這篇文章讓人感動的不止是燒鴨大夫的成功，而是一個在台灣唸了醫科到美國進修醫科生的愛心；那些早期在美國當研究生的苦哈哈日子，除了艱苦的課業壓力，微薄的獎學金真可謂「吃不飽，餓不死」，吃不飽的意思是中國餐館缺乏，也頗昂貴，留學生往往望而卻步，有時只借一些慶祝加菜藉口，去唐人街「斬料」買一些燒鴨叉燒回去加菜打牙祭。就在這時候醫科生碰到燒鴨大夫，本來萍水相逢，寒暄一下也就罷了，偏偏大夫鍥而不捨追問，繼而要電話聯絡，醫科生見他態度誠懇，也「欣然應允」，這是全篇最令人感動的四個字。在一個人際關係陌生疏離的社會，互信建立越來越困難之時，竟能讓一個落難大夫去信、去望，一個醫科生去愛，欣然付出人性關懷，協助他寄發履歷與準備面試。這些都是以後的事了，也許成功，也許失敗，人生充滿無限的可能與不可能，但是如果沒有當初的欣然起心動念，也許就沒有以後的可能。

書中的醫心，不止是醫者愛心，而是名符其實的心理治療。閻雲指出，癌症患者的癒後治療時期（post therapy），心理醫生扮演重要角色，也就是說，許多重病，在病前、病中、與病後，都與病人心理至關重要，所以醫者還要醫心（〈從「心」開始——漫談癌症癒後治療新概念〉）。心理治療，也就牽引出眾生皆需要的「心的平衡」（〈尋找人生的平衡點〉）。

自回台後，閻雲觀察到日漸老去這一代的種種感慨，以及年輕一代的憂慮不安，他夫子自道這麼說：

再以我自己的經驗為例，旅居國外這麼久，再回到台灣，對我的人生而言，又何嘗不是一個轉折，一大挑戰？在美國，生活單純，環境簡單，同樣身為高階行政主管，同樣是管人的、管事的，然而台灣管人管事的複雜度，遠比美國高出很多：在西方，大家或許也有意見不合，為一件事情爭得面紅耳赤的時候，但多會直率地表達出不滿，罵完了也就沒事了；在台灣可能全然不同，多數人拐彎講話方式的時候多，而直向說話的時候少。

因此，我將過去三年視為我人生中的另一種鍛鍊，看自己能否過得了這樣的修行、試煉。所謂：「本欲度眾生，反被眾生度。」

壯哉斯言，苦海無邊，閻醫師有大般若，自能波羅密多。我在南加州大學任教凡四十年，出任行政主管亦達十餘年，的確如此，雖謂知識分子詭譎善辯，但東西知識分子相比，真是西不及東。我與北醫大結緣亦近三年，在閻雲校長提昇人文教育心念契合下，希望在一所醫學大學打拼出一個卓越菁英人文藝術環境氛圍，同樣把這項煞費苦心的辛勞看作一項挑戰，一種功德。地藏菩薩地獄不空，誓不成佛，觀世音菩薩慈航普度，亦是要度盡眾生。而我閱讀此書之餘，彷彿有一種妙悟，菩薩度人，醫生救人，人文學者教導人，都是一樣的，度人、救人、教人都是一種修行。

因為，沒有眾生，何來菩薩？

二〇一五年於台北醫學大學「人文藝術中心」

心靈的桃花源

閻雲

回想過去三十多年，一直在尋求人生的方向，想知道人為什麼活著？為什麼會死？人活著做什麼？方向到底在哪裡？

我曾花了很多時間讀西方哲學書籍，如佛洛依德的心理分析及齊克果、沙特等存在主義哲學家的作品，希望能找到答案，但是並沒有成功；於是我轉而研究東方哲學，閱讀老子、莊子、易經等書籍，覺得稍微接近了一點，但還是不能讓我滿足。

當時正在醫學院求學的我曾想過，若能多瞭解人的身體，包括血管、經絡、心臟、腎臟，或許可以得到一些答案。我以為，在化學實驗室裡分析各種物理、化學現象，應該可以獲得解答，但是，仍一無所獲。後來，我讀了多年聖經，在教堂裡進進出出，卻還是不明白人生的意義。這時，我告訴自己不要再找答案了，答案是不存在的，這世界上從來就沒有答案，我就安安靜靜做個好醫生就行了。

在這樣的心態下，我離開臺灣到美國，多年之後又從美國回到了台灣，在這個來來回回過程中，從「看山不是山」到「看山還是山」的轉折中，惟不變的是——澆灌心中這一片的「桃花源」。

平凡中見真正的偉大

從《靜思語》與慈濟結緣，對我的人生有極大的改變，我突然發現；多年來日夜追求的心路歷程，實際上是可能達到的，在慈濟這個團體裡就有這樣的美好世界，每個人用自己的善念，感動其他人把惡轉為善，進而力行慈悲喜捨。

這時，幾位師姊和黃思賢師兄卻給了我對慈濟做深入瞭解的機會，從義務擔任骨髓資料庫的顧問開始。

當我接觸慈濟骨髓資料庫之後，簡直無法相信在短時間內遽增的數據：一年內從三萬多人增加到近八萬人（編按：指一九九四年三月到一九九五年三月底）；更不可思議的是，骨髓資料庫才建立一年多，已經移植了十三例，甚至跨國捐髓到新加坡、美國、澳洲……。

在骨髓移植的領域裡，通常病患配對成功的機率是萬分之一，但是在慈濟骨髓資料庫只有五萬人的時候，就已經成功配對並完成移植七例，若用一般統計數字來看，實在是不可思議。而且很奇妙的是，在十幾次骨髓移植的案例裡，絕大多數捐贈者都是慈濟的委員或會員。

有一年感恩節前後，美國德州德福兒童醫學中心腫瘤醫師傅利曼博士，為了一位在慈濟資料庫配對到的病患，親自來慈濟取骨髓；回美國後和我通電話，他告訴我：「閻醫師，這次到慈濟，我的感觸非常深刻，我從來不相信還有這樣一個地方，那麼多善心的人無條件地奉獻、犧牲自己；我感覺到證嚴法師的偉大。」

雖然他是一個外國人，而且只是在慈濟短暫的停留，感觸還是很深刻。掛上電話後，我突然間有種閃電的感覺——師父憑著雙手創立慈濟世界，接引千萬眾生建立骨髓資料庫，由一人、兩人開始，累積到數萬人，這是默默耕耘、散布在社會上的一股清流，是那麼的平凡，平凡到讓人忽視的地步——就像我以往忽視慈濟一樣。

我總認為奇蹟一定是像打雷、閃電一樣，此時此刻我終於知道：真正的奇蹟不需要電光石火，而是在一點一滴的清流中；真正的奇蹟展現的大平凡，真正的大平凡。

以細微的心，體貼眾生的苦

身為一個醫生，在提供醫療服務之際，我也用慈濟的心去看病人和聽病人說話，體貼眾生的辛苦。眾生是平等的，不論你的財富、地位和出身如何，最終都要離開世界，沒有一個人能留下來，所以師父說：「人生只有使用權，沒有所有權。」這真是大智慧的語言。

當一位腫瘤科醫生，常常要伴隨病人離開這個世界，有時候我會問他們：你對於你的一生感觸如何？大部分病人都會告訴我：如果能再活一次，希望能個好父親、好母親、好兒女、好妻子、好丈夫，但沒有一個人告訴我想再多賺一百萬、想再蓋一幢房子或娶一個老婆。為什麼我們一生所追逐的這些名利、財富、地位，在臨終時卻不是每一個人所重視的？多數人真正重視的卻是那麼的平凡——只是做個好父親、好母親、好兒女、好妻子。

這使我真正體會到原來慈濟精神的偉大，就是要人回到最平凡的地方，做一個善盡本分的人。所謂「人格成，佛格即成」，人生最重要的是做一個頂天立地的人，而不是做一個追逐財富、名利的人，因為最後你會發現自己失去的太多，也因著慈濟的精神，我在看病人時更能深刻地感觸與細微的觀察。

善念的流轉是宇宙安定的力量

我在耶魯大學時，有一天在等電梯，旁邊站著一位穿紅衣服英俊高大的男性黑人，我問他：「你要到哪一樓？」他說要到九樓，我說那是小兒科，他說：「對啊，我要到小兒加護病房當義工。」我說：「那都是有愛心的媽媽們去的，你是男性，怎麼會去？」他說：「我生下來時只有五個月大，在你們醫院住了五個月才出院，我現在長大了，就回來當義工。」

我突然間感受很深。耶魯大學附近的黑人區，常常被人視為不是很良好的區域，當時醫生們都說他是「百萬金元」的孩子，要插管花百萬元急救一個將來可能會吸毒的人，要救嗎？還是不要去救吧？這是很多醫生心裡的掙扎……可是我們醫院願意提供這樣的服務，如今，他感受到當時人家救他，現在他要回報社會。

所以很多事情，不是用金錢能衡量的，如果用金錢衡量，這世間就沒有幾件值得做，至少不關你的事就覺得不值得做。就像這位年輕人回到我們醫院當義工，不論他能付出多少心力，但光憑這分心意，就不知感動了多少人！因此重要的不是善念的大小，而是善念會在宇宙中流轉不息。

什麼是真理？

有人問我：「你是學科學的，應該相信真理，怎麼會相信佛法呢？」我反問他們：「真理是什麼？」他們說：「牛頓定律、萬有引力、愛因斯坦相對論……。」

十七世紀時，人們以為太陽是繞著地球轉；到了哥白尼時，發現是地球繞著太陽轉；今天我們知道，宇宙中有非常多的恆河星系，太陽和地球本來就是團團轉的。佛陀早就說過：「一個大千世界裡就有一千個中千世界，一個中千世界裡又有一千個小千世界。」只是我們從沒體會過而已；今天科學家自以為是真理的，明天也許會發現真理被打破——當牛頓發現蘋果掉到他頭上時，他發現萬有引力，但不久之後，他把自己的理論推翻了；更何況愛因斯坦的誕生，又把牛頓的理論推翻，產生今天的相對論；而現在我們又發現統統都不對，我們稱為黑洞論，甚至爆炸論……。

所以，什麼是真理？真理是不能用我們普通的世間法來衡量的，也就是說，我們現在可以用世間法、世間制去衡量的，稱之為科學，但科學絕不是真理，科學不過是此時此刻可以用的最真實的方法去量質變或量變而已，和真理還差得很遠！

當然，師父似乎沒有寫「相對論」，但師父的法之所以可貴，是在於每個人都可擷取一瓢他所喜歡的部分，然後去力行實踐；想一下再去做，做的時候再想一想，每個人從這裡面所得到的都會有所不同。

我愈來愈覺得讀師父的法語，讓我對醫學、科學的看法大不相同，我不再成為一個只是提供醫療幫助的醫生，我用慈濟的眼去「聽」、用慈濟的耳朵去「看」，體會到人生的一切是這麼奧妙。

靈山只在汝心頭

前陣子有一位老太太往生了，她是我們醫院裡的義工，十七年前被診斷出有轉移性乳癌。很多人覺得很奇怪，就問她：「妳為什麼可以活得這麼久呢？」她的答案總是：「其實我也不知道。被診斷出我有癌症後，我想我的來日無多，這輩子也實在沒有幫助人家做過什麼，所以沒住院時就做義工，來幫助其他的病人。我猜想大概是因為我在當義工時，往往做到忘我的境界，所以把我的腫瘤也忘了。」

這真是佛法！《心經》裡所謂「色即是空，空即是色」，把肉身、色身都忘了，當然也就把腫瘤拋到第五度空間裡，腫瘤哪裡還會長大？這位女士十七年來斷斷續續地讓腫瘤停止生長，其實她並沒有突破癌症紀錄，而是突破心靈的紀錄。

另外還有個喉癌病人，他在醫院做義工六、七年，由於他喉部做了手術後裝了發聲器，說話時就會發出一種機械性的聲音，那聲音很特別，所以，每個人都記得他。他最重要的工作是安慰那些新被診斷出癌症患者，他們大部分都會怨嘆來日不多，要被病魔折磨得這樣痛苦……。他很有智慧地問：「你信不信上帝？」若病患回答：「我信上帝。」他就會說：「那你應該要高興，你每天都在祈禱要見上帝，現在祂終於給您訊號，說你可以上天堂了。」「到天堂的路都是崎嶇不平的，病就是這條崎嶇不平道路上的頑石，既然你想見上帝，怎麼會怕疾病呢？如果你死不了，更要想為什麼上帝不要你？肯定還有其他的使命。你應該要高興，要用剩下的時間做更多的事。」

這樣了脫生死的態度很偉大，以平常心面對生死，即是《金剛經》說的：「應無所住而生其心。」因為什麼都不執著了，就從真空中生出妙有，這才是「大有」。

不論是以往的病房裡，還是現在的大學校園中，每天、每件事都在啟發著我，佛就在我們周遭，不用到深山去求，「佛法即在世間」，佛就在心中——二〇〇二年出版的《希望城的春天》如此，即使十三年後，再將我思我行集結成冊的《雲淡風清》，依舊如昔！

活出自己‧迎向下一個好風景

趙慧珍

《雲淡風清》真的是一本很「難」的書！「難」在題材結合醫、病與人，卻要不讓人覺得是在說教；「難」在內容雖很個人化，仍希望能觸動讀的人心中最深的那一根心弦……。

本質上，這本書濃縮了作者——閻雲校長經過時間累積的生活智慧，從美國到台灣，從臨床看診到醫學大學的百年樹人，再從二〇〇二年《希望城的春天》到二〇一五年《雲淡風清》，不論是美好的、感慨的、讚賞的、心痛的、無奈的、深省的，都是每一個當下他真摯情感的抒發。

然而，對撰稿而言，卻是一次次考驗過程，每一次訪談、每一次整理錄音檔，我總有莫名的壓力：閻雲校長想要表達的是什麼？我又該做怎樣的〈原音重現〉？

在〈以無常為師〉裡，〈方媽媽的希望〉縱有治療上的萬般的無奈，而她的生命卻由女兒無怨無悔的延續；這樣的情懷在〈母愛〉中繼續燃燒著，為了子女，為人父母者還有什麼做不到的？〈生病不是一件壞事〉同樣是訴說著堅韌無比的親子關係。

佇足〈生命的轉角處〉，會有什麼樣的期盼與等待？前方的路是平坦或崎嶇不平，又有誰說的準？〈我爸爸、媽媽說〉裡，Jeff找到了自己想當「救護人員」的志向；而在〈教育前線〉中的〈立定目標，我的人生操之在我〉，也有異曲同工之妙，衣索匹亞移民母女在異鄉落地生根，為更好的明天打拼，對比著台灣的醫學生，一樣也能實現自己，追求飛翔天際的夢想。

「一沙一世界，一花一天堂；掌中握無限，剎那即有恆。」是〈追尋心靈的學習典範〉最高境界；但在充斥你我周遭的〈滑學習〉之中，重新省思新世代學習方式的利與弊，其間流露的關切之情一如〈激情過後……〉、抑或〈何以造就今日的偉大〉，在活出自己之外，更重要的是創造大步向前的力量。

〈醫者之聲〉兼顧理性與感性面向，在漫談高齡照護、全球對抗伊波拉病毒的戰役、數位醫療等話題之中，擴大現代醫學視野，也期待為你我的生活帶來更多正面的助力，攜手迎接下一個更好、更美的風景。

《雲淡風清》，就是這個好風景！

推薦序 醫惠髓緣 智饗心聲 林俊龍 2
推薦序 動人的醫療書寫 彭汪嘉康 6
推薦序 大醫醫心 張錯 12
自序 心靈的桃花源 閻雲 20
楔子 活出自己・迎向下一個好風景 趙慧珍 31

春天篇

—生命轉角處—

我醫療生涯中的「麥可・喬丹」 41
勇者的心——燒鴨大夫 50
年少輕狂的軌跡 59
誰綁了我？ 65

我爸爸、媽媽說……　70
路要自己走　75

以無常為師

另類萬聖節的另類省思　81
打開人生另一扇窗　88
生病不是一件壞事　94
母愛　101
方媽媽的心願　109
Mr. Louie VS. 劉先生　115
生命的樂章　130
不必急救？　140

芸芸篇

—教育前線—

愛拚才會贏？　151
「滑」學習——演化？退化？　158
我的人生操之在我　164
人生舞臺　170
激情過後……　175
何以造就今日偉大——教育與學術發展的省思　181
追尋心靈的學習典範　187
尋找人生的平衡點　193

—醫者之聲—

溝通的藝術 201
從「心」開始——漫談癌症癒後治療新概念 216
細說幹細胞研究——道眾家之紛紜 222
抗伊的試煉——談伊波拉藥物臨床試驗 236
生技時代新挑戰——談台灣藥物臨床試驗 243
當健康漫步雲端時 250
轉念之間——漫談高齡照護 264

春天篇

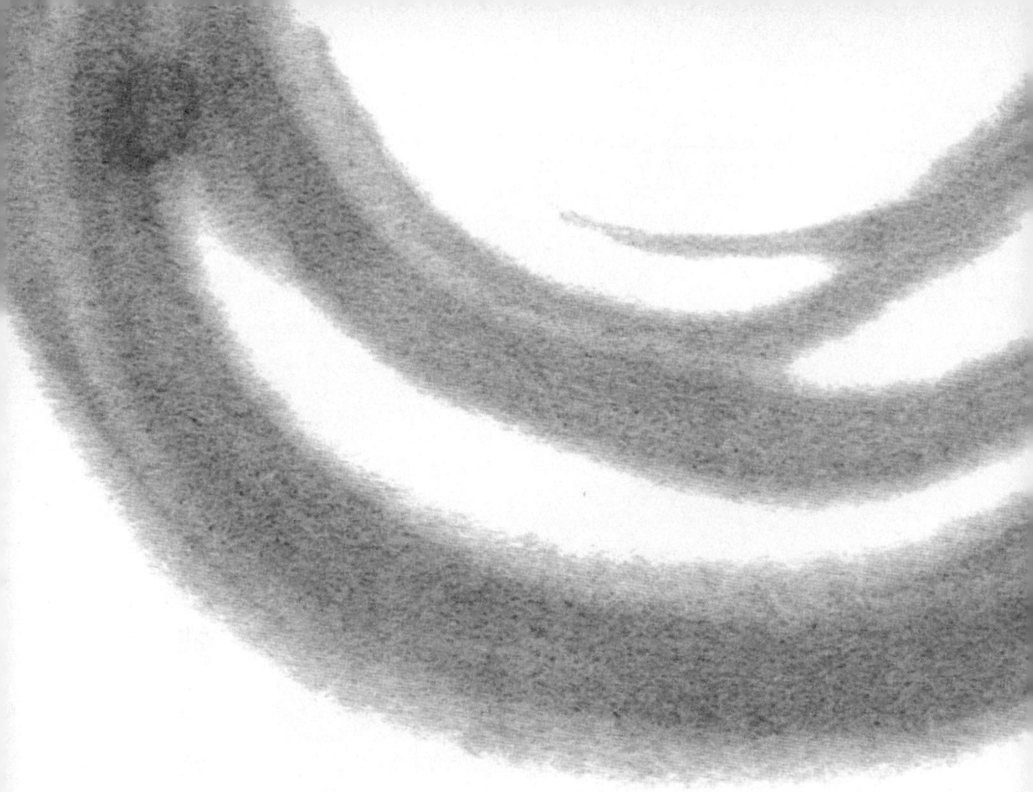

生命轉角處

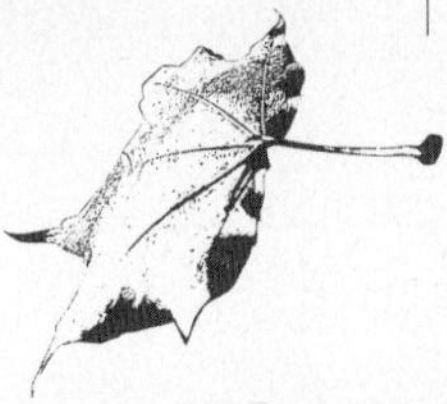

我醫療生涯中的「麥可・喬丹」

人生際遇何其多，與其成為一名不快樂的醫生，倒不如選擇做一位快樂的籃球教練也不錯啊……

每年NBA賽一開打，全世界的球迷都為之瘋狂，其實大家看到的都是這些球員們輝煌的一面，很少瞭解到他們背後的辛苦，沒想到我卻在醫療工作中，巧遇我的喬丹！

有一天我接到護士的電話，說有一位病人的醫生需要與我們進行緊急會談，就這樣認識了他，當時他才十八歲，個子好高，大概有七呎以上，我尚不及他的肩高，為他看病時，他坐著，而我站著，還不能一般高哩！

他生長在離洛杉磯約兩小時車程的巴士度，是學校的籃球健將，因為有他，學校籃球校隊還一路打到了全加州冠軍，因此在全校與當地居民心目中，他簡直就是NBA的明日之星。

有一次練完球，他突然流鼻血，其實球員流鼻血是常有的事，問題是此次的流鼻血，卻斷斷續續地流了兩星期還不歇，去看耳鼻喉科也於事無補；一個月後症狀依舊，更糟糕的是，有一天練球時，竟然一球都不進，因為他發現看到的影像有些模糊、重覆，教練也覺得他的眼睛不對勁，竟然有一隻眼睛的黑眼珠好像不會動了。

在教練敦促下，他又去看另一位耳鼻喉科醫生，經由內視鏡發現他在鼻咽部位有一個腫瘤，體積相當大，隨後從斷層掃瞄發現腫瘤往上擠壓至顱骨底，壓迫到第六對神經，使他外展神經無法正常轉動，於是發生視覺模糊的現象。

他的腫瘤剛好位在鼻咽的正中央、偏右一些，所以右眼受到了影響，而切片檢查報告也顯示可能是淋巴癌。

由於當地的醫療系統不甚周全，他的醫師就打電話到醫院來，正巧那天我輪值，必須接聽與回答全世界各地打來的醫療諮詢電話。聽畢他的醫師描述，我立刻告訴護士必須接受這名病患，兩天後，他媽媽與舅舅一起開車送他來。

與癌症奮戰

經醫院進一步的檢查，確定是罹患腫瘤，不是常見的神經系統腫瘤或淋巴系統淋巴癌（如果是淋巴癌就好辦多了），他患的是鼻咽癌——道地的中國癌，可是他半點中國血統也沒有。鼻咽癌是中國人好發的癌症之一，尤其是廣東人，因此又常被稱為「廣東癌」，常以流鼻血、鼻塞、耳鳴等為症狀，嚴重時也可能發生視覺重影，但西方人就比較少了，特別是他是非洲裔的黑人，也不多。

隨之而來的問題是「怎麼辦」？他只是一名高中生而已，於是我們與其家人商談，媽媽當然很激動，無法接受這個事實，舅舅倒比較冷靜，表示這個孩子不只是全家人的希望，也是全市的希望，他從小很乖，也是當地少數不吸毒的孩子。舅舅的話聽起來，標準似乎不太高，不過至少可知他算得上潔身自愛的年輕人，不僅自小打籃球，球技也好，並在教堂裡教小小孩打籃球。

他在前一年就有資格參加大學籃球選秀，也被選中，然而他一心一意想進北卡羅萊納州大學，加入喬丹的母校隊，於是他拒絕了這所大學的邀請。他決定在最後一年的機會裡，他繼續等待北卡，因為北卡曾告訴他如果再多等一年，可能就會選他。

他偏偏在最後一年裡生病了，怎麼辦呢？不能不治病啊！他爸爸因車禍癱瘓，媽媽在學區裡打工，薪資微薄，家裡小孩又多，而巴士度離洛杉磯也不算近，最後決定將他安置在醫院附設的臨時公寓。

治療時間很長，首先需要給他做放射治療，大約需六週，其間還需加入輕度化療來加強效果，接著進入化療過程，每個月都要接受治療，連續四個月左右，化療不好受，會吐、會掉頭髮，放療更辛苦，因為他顱部底有腫瘤侵襲，放射區很大，口腔會破、會爛，營養的補充將是一個關鍵問題。無奈家裡無人可以照顧他，他只有自己先住下來，看能不能自己照顧自己。

前兩個星期，才開始治療，副作用的影響並不大，至第三週時，就真的很難過了。醫院的臨時公寓裡雖有廚房，他卻沒有精力給自己準備食物，他已無法吃太硬或乾燥如麵包類的食物，必須吃流質，我們建議插胃管直接灌食，但他不肯，表示願意設法吃東西。

家人不能常常來探視，又擔心他，誰不愛孩子呢？我們經常接到他母親的電話，每次都在電話裡哭，告訴我們這是一個多麼好的孩子，指望他將來成為NBA的球員，光宗耀祖。

治療是如此的嚴峻，即使成年人都難以忍受這種煎熬，何況是原本縱橫籃球場上的年輕球員呢？隨著療程的進展，他的情緒愈來愈不穩定，也愈來愈難安撫，連心理諮商人員與社工也都來幫忙了。最後，他們的教會終於動員所有地方上的人，輪流到臨時公寓來照顧，一個人陪他幾天，教會兄弟姊妹的熱情表露無遺。

克服疾病往夢想前進

終於熬完了治療期，本以為一切好辦了，誰知新的問題又來了，他又將參加選秀了！他的推薦函與其他資料都不是問題，問題是對方知道他住過醫院，因此來醫院調閱病歷，我不擅長體育，根本不碰球，更不曾想過自己會與籃球扯上瓜葛，此時卻突然有一大堆信件自美國大學籃球選秀機構蜂擁而至，要我們證明他住院的歷程、治療內容、治療結果等。

其實他的治療結果非常的好，但我如何教人相信他還能活多久，兩年、三年或五年？我不是上帝，所能做的只是從醫師的角度告知一個「百分比」，並引述各式各樣文獻的數據試圖印證而已；而大學籃球隊需要的何止這些，因為培養一名籃球選手，重點不在大學四年，而是校隊中是否有一人能為校爭光，贏得錦標，並打入NBA？

我如何給選秀的大學這麼長久的保證呢？信愈來愈多，包括醫院的社工在內，大家都忙得不可開交，也不知簽了多少的名，填了多少份的表格，最後內布拉斯加大學同意將他列入「非常考慮」的對象。

大學籃球員選拔也將他分入一個特殊的類別中，不經過抽籤選擇，一來他在前一年已被選中，二來自然與他生過病有關。於是校方希望他親赴內布拉斯加一趟，也讓學校人員看看他，顯現他們對他的不放心。

至少這是希望，是機會，但他媽媽還是傷心地落淚，因為家裡付不出機票錢，她為了兒子的病，不得已改成兼職，又有這麼多小孩要養，根本拿不出錢來。於是醫院社工與教會開始忙碌，幸好旅費不是一筆大金額，七、八百美元而已，總算在大家幫忙之下，終於大功告成，把他送上飛機。

校方絲毫不信眼前的年輕人剛剛大病初癒，畢竟一般人的印象中裡，既是癌症病人又經過化療，一定是奄奄一息，未料年輕真的是本錢，恢復的快，結果又好，因此面談出奇地順利，皆大歡喜。

他終於如願地打大學籃球了，每三個月在校醫那兒作追蹤，每六個月回來醫院作核磁共振、斷層掃瞄、骨掃瞄、內視鏡、驗血……在幾天內密集地做完，然後再寫一封信給學校證明他的健康良好，即可拿到下一年度的獎學金，繼續唸大學，打籃球。

此後，每次電視有大學籃賽轉播時，我都會特別留意他。而他在返院檢查時也曾表示，因為練球，許多課程都排在晚上，比賽期間又得補課，同時也必須保持B以上的學業成績，否則拿不到獎學金，壓力非常的大。

事實上，他也了解大學籃球員能進入NBA的比例僅有百分之一左右，進不了NBA，少數人從事體育教師、體育記者、體育專欄作家等，而淪為清潔工人的也為數不少；然而上了大學的他變得比較開朗了，話也比從前多，即使有一些輕度貧血，至少他已一步步地走向夢想，並也計劃好了：「如果無法一圓NBA球員夢，我打算回到家鄉當一名快樂的體育老師與籃球教練，教家鄉的小朋友打球。」

每一個人生際遇都不同，結果也不一樣，比起我實驗室裡的華裔菁英，個個都要當醫生，卻不知道如何做一個快樂的醫生，相形之下，或許做一名快樂的體育老師也不錯！

勇者的心——「燒鴨」大夫

人生何嘗不是一步一腳印地，將自己手中擁有的，能力所及的，發揮再發揮，人生才會「充滿」！

人的本質無非是悲歡離合，卻也是一篇篇的詩篇，有悲哀、悵然的，也有振奮與光明面的，在我周遭有好些人的經歷，都令我敬佩萬分。

想當年，炎黃子孫自清末即以賣豬仔的方式，到了南洋、南美、美國等地，當華工、建鐵路、挖金礦……為的就是尋找一個較好的生活，其間的辛酸過程絕非現在許多自小生活優渥的新生代留學生能夠想像的！早期的美國留學生活，以我們醫生為例，在大家眼中已公認生活要比一般人來的好，事實上，很多外國來的醫生，同樣也經過一段艱苦時間，才逐漸走回臨床醫學的人生目標。

多年來，我就碰到了一些範例，燒鴨醫師即是其中之一。

記得當年在費城當研究生時，日子自然也不是太好過，住在學校宿舍裡，沒買車，常常要頂著風雪買菜、洗衣服、實驗室打工……，也要做研究，一邊還忙於一些醫學的檢定考試、上課，幾乎每一個人都是拿出十八般武藝過日子。

有一天，為了慶祝一位同學通過博士口試，我和另一位同學便前往費城一個傳統市場的華人攤販買燒鴨、叉燒，大家正好趁機打牙祭。那天生意似乎比較清淡，在切鴨子的年輕人聽到我們倆的談話，就問我們是不是醫學院的學生？得知我們都在唸醫學院之後，又詢問我們如何可以在美國成為醫生？我和朋友兩人都是台灣來的醫學院畢業生，當時也同在攻讀博士學位，就將我們所知，很簡略地告訴了他。

他並向我們要電話號碼，希望有機會能做進一步的詢問。看他態度十分誠懇，於是欣然應允。兩天後，他竟然真的打了電話來，反正我們也都在準備這些考試，對有關細節頗為熟悉，就歡迎他到宿舍來一起討論。

賣燒鴨不忘醫師志向

他來了！現在回想起來，似乎在空氣中，仍能嗅得到那時他身上散發出的一股濃郁鴨油味。他帶來一個小小的見面禮——半隻燒鴨，讓我們那間小小的房間立刻充滿了燒鴨香，對窮學生的我們而言，簡直是人間美味！

他是廣州來的外科醫師。他哥哥當年游泳到香港，為了生計在餐館裡當學徒，學了做燒鴨的手藝，後輾轉以難民來美，即在華埠裡開一家小小的燒鴨店，並將他接了出來，並在傳統市場裡擺一個小攤位，由他負責切燒鴨。

每當切鴨子時，總不由自主地想到自己的醫生志向，希望有機會回到臨床醫學領域：「我常常反覆地問自己，是否就這樣地切一輩子的燒鴨？」一直至那天碰到我們，他才鼓起勇氣開口詢問。

平日同學間難免有一些訴苦、怨言，但與他比起來，我們的生活實在幸福太多了。於是將如何以外國醫學院畢業生的身份在美國取得檢定資格、如何進入申請程序、如何能獲得名額接受訓練、如何考上執照……，竭盡所知地告訴他，而這些資訊的告知責任，已是同學、學長間不變的傳承。

他能否抽出時間來準備這些考試呢？我完全不確定，從談話中，我了解他為了感謝哥哥接他來美，也為讓嫂嫂覺得他是一個有用的人，因此很辛勤的工作，一大早起來就必須打理鴨子拔毛、清洗、燒烤、運送到市場來，然後再將一些鴨油、醬料、筷子等配件準備就序，開市後又要忙著招呼客人與切鴨，然後就是善後，日復一日，只為報答兄嫂曾給予他的協助。

約兩個月之後，我幾乎已忘了這件事，卻又接到他的來電，他表示在百忙萬難之中已展開一些準備事項，但在那段時間裡，他深切地感受到英文的困難度。由於他在大陸原是以中文學習醫學，與台灣以英文教授醫學的方式不同，所以閱讀英文成為一大難題，他根本無法趕上進度來迎接即將到來的考試。

為理想付出代價

除了語文之外，我發現時間的短缺是他重回臨床醫學另一項大障礙。每晚九時收了攤子，大致安頓一下，直至十一時許他才能安心坐下來讀書，每晚都要唸到凌晨二、三點，約略睡四個小時，就必須起身開始一天的賣燒鴨工作。即使有三、四小時的讀書時間，但因身心俱疲，成效自然不彰。

別人約要花上一年時間來準備的考試，對他而言，幾乎成了不可能的任務，在聽完我提出的數項建議，他又回去了。再過了半年，我們已進入研究生最後的階段，突然他又出現了，表示自己的進展好多了，他將一些常用的英文醫學單字記錄下來（當時電腦尚不普遍），幾乎為自己編了一本英文醫學辭典。

接過他自行編訂的那本英文醫學辭典，看著上面留有的鴨油漬印，一股莫名的感動油然而生，一個人為了完成自己的理想，付出的代價竟是這麼的大！在每一個不熟悉的單字，自編入辭典、反覆查對，再到滾瓜爛熟，終於，他逐漸摸索出一條適合他自己的學習道路。

從結識至此，大概已一年了，他也自認預備工夫較為純熟，可以正式邁入準備考試的階段。別人花一年，但他花了兩年左右，終於完成考試，不僅成功地通過考試，成績還相當的不錯！

考試後即需要進入另一個階段——專業訓練，之前須先寄發履歷與面試，我再次將一些過來人的心得傳遞給他，並且與他沙盤推演地排練了幾次。由於他還不熟悉美國的社會，取得訓練機會的難度依然很高。

意料中地，他非常的不順利，獲得的面試回音不多，而且全都失敗了。

珍惜機會努力不懈

經過千辛萬苦，又投注比別人多一倍的時間通過檢定考試，卻面臨著無法進入醫院接受訓練的關卡，考試不就等於白考了嗎？他再次感受到這條路上密佈的荊棘，同時嫂子也有極度的反感，指其過去兩年並未專心工作，辜負他們的栽培，經常在言語上流露出不滿，為了不影響彼此的感情，也不讓大哥為難，他搬了出去，並在一家餐館找到一份兼職，繼續尋找臨床訓練的機會。

工餘時間，他展開全美地毯式的電話詢問行動，雖然已過了一般醫院的新醫生訓練起始時間，但大海撈針的辛苦終有其代價，新澤西州的一家小醫院因為一位正受訓的醫師臨時生病，正苦於沒有替代者，才讓他有機會正式地踏出在美行醫的第一步。

開始上班後，由於語文不好，對醫療設備又不熟悉，壓力相當的大，前三個月如同生活在煉獄裡一般，醫療部門的主管甚至有些後悔，認為錄用他是一個錯誤。

對於得來不易的機會，他自是珍惜萬分；漸漸地，院方竟發現他有一個最大的優點——願意承擔很多別人不願意的事，例如連續的輪值，絕大多數的醫師都不樂意，而他絲毫不介意，並且願意接受額外的訓練工作。

一年過了，他的上司欣慰地說，他能順利完成訓練的結果完全是院方始料不及的，然而，如今他們視他為一名「可造之材」。他愈做愈好，也畢業了！

猶記得他在倍嘗挫折時，總自嘲自己是「燒鴨醫生」，而堅毅不拔的努力讓他一路走過掙扎、無奈、奮鬥。目前的他，已成為一名極為成功的麻醉科醫師，在當地服務很多中國大陸來的僑民、研究生、教授等。

這是我的「燒鴨醫生」老友，不但達到自己的理想，也回饋給自己的同胞、兄嫂。每年我們都會互寄聖誕賀卡，每想到他，還是會不自禁地會為他高興！

年少輕狂的軌跡

年少輕狂的軌跡，不就是在嘗試中累積與堆砌而成的嗎？即使是多繞了一段路又何妨，刻劃下的痕跡仍有其人生價值……

Michael自美國一所著名的高中畢業後，即獲獎學金進入長春藤名校就讀，同時他媽媽早為他的未來設計好：將來要當醫生，完全沒有討價的餘地，而這位華裔青年學子自己，似乎也不曾懷疑過。

大二時，他來我的實驗室工作了一個暑假，由於他對科學頗有興趣，翌年又來工作了一段時間。他堪稱是一位很傑出的青年，申請醫學院時也十分地順利，但在取得醫學院入學許可時，他突然失去了方向……。

收到醫學院入學許可的那一天他回來看我，我們聊了很多，突然間他話鋒一轉：「如果我不去唸醫學院會怎麼樣？」我坦白地答道：「你入不入學，別人當然不會怎麼樣，但你媽媽可就不同了！」

當我再試探他的話有多少真實性時，他直言自己覺得很累，為了要維持獎學金，必須努力用功，從小到大，不曾休息一天，一直在忙碌，一直在讀書，如今他渴望能有一年的空檔。

美國醫學院入學競爭何其的激烈啊，很難有學校會為他保留一年學籍，其實他已詢問過學校，的確如此。

面對他有意放棄此次入學，第二年再申請的考慮，我立即勸他不要輕易嘗試，一旦留下不佳印象，再獲入學許可的機率理應不高，甚至還警告說：「要嘛，直接入學；否則，就是不再申請醫學院。」更再三提醒他別開玩笑，多年辛苦才得以擠進醫學院窄門，放棄大好機會豈不可惜！

結果，他還是放棄了！

他加入華府的愛滋病和平團工作行列，遠赴非洲宣導防治愛滋病，這種崇高的奉獻精神的確讓人尊敬與感動，然而年紀輕輕，究竟是什麼原因讓他毅然決然地放棄大家擠破頭的醫學院，周遭的親友更是百思不解。

非洲經驗不被親人理解

一年後他回來了，媽媽根本不理睬他，甚至連吃飯都要分筷子，擔心他將愛滋病毒帶回家，母子關係十分僵，任何的溝通都透過妹妹轉達。他母親一人含辛茹苦地將兄妹倆撫養成人，二人也都優秀，但對兒子參加愛滋病和平團，卻無法接受。

當他回來實驗室看我時，難免問他有關下一年的計畫為何？他表示經費被裁，和平團也被解散了，現正在等一個紐約的愛滋病患社會服務工作。即使受過心理學及社會工作訓練的人或許比他更合適，然而具備這類背景的人不一定有意願，並且一年的非洲經驗，使他深切地了解這種工作的重要性。

然而更重要的是在非洲一年，他看到很多愛滋寶寶因為醫療與藥物缺乏，只能躺著等死，反而開始領悟：宣導疾病蔓延是一種方法，但如果能幫助他們在死亡時不必受如此多的痛苦，或是根本就不必死亡，也是很重要的。

我們談得很多，從公共衛生、醫療上直接幫助病人……各個角度的比較，他說如果紐約的工作機會落空，會考慮重新申請醫學院，只是可能機會不高，除了競爭激烈之外，MCAT（美國醫學院入學測驗）的保留時間也僅有兩年而已。

數週後他打電話請我寫推薦信，想試試看重新申請醫學院。很幸運地，再度如願以償，即使不如前一所學校好，但也不錯了，當然，紐約的工作顯然沒有拿到。

當聖誕節收到他寄來的賀卡時，寫著自己雖多繞了一段路，依然慶幸自己走對了路。

人生中的每件事都有其價值

一個人如果不經過這一段少年輕狂歲月，很可能仍不知道自己到底要什麼，或是不要什麼，父母如果不給孩子一些機會，也很難讓他們知道自己適合或不適合什麼。

或許他耽誤了一年、兩年，其實這也不算是耽誤，人生的事每一件都有其價值的。

為人父母或社會理應給孩子們機會、空間，去尋找他們所要的，而不是在暑假時安排一個接一個的補習，惟有多接觸外面的社會，乃至於參與社會工作，服務生活的社區，也能讓他們更掌握自己的職業性向，甚至還可能為他們省下畢業後多付一、兩年的嘗試或錯誤代價。

畢竟，教育的使命即是以最少的時間，給予下一代最大的啟發機會！

誰綁了我？

保護子女是父母的天職，卻千萬別因此間接地扼殺了孩子成長過程中該有的刺激、鍛鍊與迎接挑戰機會……

我的華裔實習學生John，或許多少可反映出華人子弟的一些典型特性。

John是媽媽的寶貝，唸的是康乃爾大學，優秀程度自不在話下，來我的實驗室做暑期研究，是因為媽媽希望他成為一名醫生。

這些孩子來做研究工作時，因為已經大了，多自己開車來，John

卻例外，都是媽媽接送，而他媽媽每次來，也總要找機會與我聊聊，問一下兒子的表現，如果我說表現很好，她就喜形於色，有時還會在John臉上掐一下，像對待小嬰兒一般來表示高興；我不免奇怪：「華裔母親愛孩子的情結，竟可至無法解開的地步！」

他在申請醫學院的過程中極不順利，學業平均成績與MCAT（美國醫學院入學測驗）分數都很好，就是不知道問題出在哪裡。我推測他的不擅言辭，可能導致他在醫學院面試時受挫，校方或認為他無法勝任醫師工作，乃至於擔心將來與病人間的溝通會有問題。

他始終未能如願進入醫學院。其實，不進醫學院也沒有關係，條條道路通羅馬，但是一年過去了，沒有醫學院收他；第二年退而其次地修習免疫學碩士課程，在學期一半時又覺得不喜歡，然後繼續申請醫學院，依然落空；第三年時，索性在家無所事事了。

他母親有一天特地帶著他來醫院找我，John顯然有些問題，畢業三年，沒做成醫生，不想做生物科學研究，更不願唸博士，對數字從不感興趣，MBA也免談，至於不擅言詞的個性，自然不可能考慮律師工作。

他媽媽開始恍然，從小到大的「乖孩子」自大學畢業後，彷彿就成了一個無用之人，什麼都不會，什麼也都不想做，糟糕的是愈來愈不愛說話，在家除了一直上網外，啥事也不做。

在談話中，我問他「至少讓我們知道你最喜歡什麼」，他搖頭說不知；通常我們做老師的，擅長從「最喜歡」或「最不喜歡」的著手，因此我繼續問：「自小到大讓你最興奮的事是什麼？」答覆還是沒有；「至少出去旅行過，總有覺得特別好玩地方吧？」此次他終於有了答案：「不喜歡海，不喜歡動物。」

OK，至少我們知道他不可能唸動物學或海洋生物學，「除了電腦外，平時在家到底還做些什麼？」他說，只是整理家裡的花園，「你覺得整理花園時，覺得有興趣嗎？」答案則是肯定的，理由是不需要和人交談，他覺得談話是一件很疲倦、很令他挫折的事。

成長需要鍛鍊

「或許，你可以唸一個園藝方面的學位！」我建議著，他卻拒絕，表示不想再唸書了，已經讀夠了。我最後只有告訴他媽媽：

「他已過了可以分化自己的時間了，如同血液細胞一樣，從一個幹細胞決定要做紅血球、白血球、還是血小板，如果想當白血球，再決定當白血球中的哪一部分，淋巴細胞還是顆粒的嗜伊紅性細胞（Eiosinophil），這些都需要分化的過程，分化需要環境的刺激與基因的發展，這一切的時效性都已經過去了。」我很抱歉自己幫不上忙，唯一能告訴John母親的，是他對園藝比較有興趣。

眼看著兒子大學畢業都要第四年，其他同齡的孩子不論大學唸的如何，如今的工作大多也做得不錯了，John的媽媽此時只好接受現實。

一年後，輾轉得知John開始從事園藝工作，在這方面展現出一些興趣，還進入了一家大型園藝企業，成為專職的園藝人。即使寶貝兒子未達成她的希望，至少有一份正當職業，每天看起來快樂，做母親的同樣也高興多了。

華人孩子在成長的歲月裡，父母親常忽略了該給他們機會來發展自己、了解自己，以致連決定自己愛什麼、不愛什麼、要什麼、不要什麼、避免什麼、接受什麼，都可能沒達到如其年齡的成熟度，這也是華裔家長對下一代教育應有的警覺！

事實上，華裔家長們一方面擔心孩子淪於幫派，另一方面卻又忽略了他們也需要很多心靈的刺激、鍛鍊及挑戰！

我爸爸、媽媽說……

比起許多華裔實習生來，Jeff不僅是自願嘗試，甚至還能在確定自己「不要從事的職業」過程中，努力發掘未來目標……

畢業季一過，漫漫兩個多月的暑假就揭開序幕了！每年暑假，醫院都會徵求一些學生來做科學研究，多以大二、大三學生為主，他們有此學習動機到醫院實習已難能可貴，自然幾乎沒有不好的學生！

由於我的華裔背景，到我實驗室來的也以華裔居多，多年觀察下來，我看到他們與其他白人孩子非常地不一樣。白人孩子如果決定來醫院做研究，多數已決定未來志向在生物醫學科學，否則他們可能會選擇在暑假去倫敦待上幾個月，或參加夏令營……我們的孩子因在美國生長，競爭大，又要出人頭地，所以家長們都期待孩子在我們這裡做些東西，為將來當醫生鋪路。

可是每一年我們與這些華裔孩子接觸時，都可以看到他們的茫然，不曉得如何去做人生的決定，對未來也充滿了未定數。

讀書對華裔孩子不是難事，考試也不特別難，但長期在父母的保護下，變得相當不能為自己拿主意，不太能說得出自己不喜歡什麼，常也不能再進一步決定喜歡什麼，乃至於大三升大四了，可以決定這就是我要的生活，或是這就是我不要的東西的人並不太多，卻反而常聽到「我爸媽說我應該來這裡」、「我不討厭這件事情」……，至於是不是真的要做醫學工作或從事生物科學研究，大多沒有什麼主見。

在這樣的情況下，培養他們往往就變成一件難事，因為你認真地培養他們，給他們機會，他們卻不見得能掌握這個機會，結果不少學生在畢業後，並未選擇這條學醫的路，更可怕的是，他們竟不知道要選擇什麼路？畢竟在華人弟子中，除了選擇做醫生或律師，要不就去唸MBA或理工科，似乎很少看到其他的決定。

努力發掘未來目標

Jeff是白人孩子，來我這裡實習時，自認對學醫有些興趣，並考慮當醫生，只是不太確定自己可不可以？於是我們帶著他做研究，照顧病人，三個月下來，我問他：「你覺得這幾個月有沒有幫助？」白人小孩通常比較敢於發表自己的看法，立即答道：「非常有幫助，至少讓我決定我是不想當醫生的。」原因竟是「你們太辛苦了」，但他對急診室的工作留下了深刻印象，尤其是帶著傷病患衝進醫院的救護車工作人員，令他倍感震撼。

他的話倒使我有些啼笑皆非，殊不知救護車未抵醫院之前，院方即有專人不斷地以電話和救護人員聯繫，指導有關的急救事宜；而這位e世代的年輕學生卻如是說：「儘管你們的知識淵博，對病人親切，但最重要的是當人們在生命垂危之際，第一眼看到的不是他們的醫生，而是打九一一叫來的救護車與救護人員，救護人員素質的好壞與否，更與性命攸關。」

他分析自己的學業平均成績並不突出，就算想考醫學院入學考試，模擬考成績也不佳，因此不見得能做成醫生；而我為他高興，至少他為自己做了決定！

一年後，他大學畢業了，回醫院來看我，並興沖沖地表示即將去受訓，我不免好奇他最終決定的職業為何？「成為一名救護人員(paramedic)！」他強調救護人員訓練實際上非常的辛苦，除了必備的醫學基礎訓練，對火災、爆破等事務也要了解，如同消防隊員一般，另外還包括一些警察訓練課程，整整十個星期，然後才能成為實習救護人員。

救護員可以賺多少錢呢？他表示，年薪約六萬美金左右，工作時間採輪值制，一週僅上三天班，每天十二小時，再加上數小時的裝配保養課程，湊足每週四十小時，如此一來，他就有更多時間做自己想做的事情，而且打算在做滿十年或二十年後退休。

看著Jeff走過摸索、試探，到興致勃勃地規劃願景，Jeff至少讓我看到了：「他比其他的孩子知道：『自己不要做什麼！』」

路要自己走

華人孩子多數得天獨厚，父母幾乎犧牲了一生，只為能給下一代能有最好的環境、最好的前途，一切不平等待遇都可一筆勾銷；在美國的其他族裔孩子，就不一定這麼幸運了……

有個阿拉伯裔的孩子Mane，高中時就到我的實驗室來，是經由在我實驗室當清潔工人的叔叔大力推薦：「他是格蘭岱高中全校最優秀的學生，你一定會喜歡他！」我被他叔叔感動，於是應允了。

Mane的父母早逝，由叔叔接到美國。當時他才高中十一年級，而我的實驗室通常不收這麼小年紀的，只好採見習方式，即使是見習，也需特別的許可才行。

他初中時來美，英文中還帶有濃濃的阿拉伯腔，我問他：「格蘭岱高中每年的畢業生中，有多少人進長春藤聯校？」他表示，最近幾年都沒有，每年能有一、兩個人獲得UCLA（加州大學洛杉磯分校）入學許可就不錯了，絕大多數人都不再繼續升學，少數人去唸二年制的社區學院。

「我想成為一名醫生！」他對我說，並神情嚴肅地希望我能告訴他「如何成為一名醫生」，我不禁笑了：「我無法告訴你如何成為醫生，不過可以讓你認識一下醫生的工作內容。」

由於年紀還小，不論在法律或保險上，都不允許Mane實際參與實驗室的研究工作，只能幫忙整理文書資料。然而僅短短的數週，我已發現這孩子相當聰明，即使只是文字檔案，他卻能將很多複雜的東西，有條不紊地整理清楚，時間再久一些，竟還能問出幾個「聰明的」問題了。

他多在放學後來實驗室，相對地，華裔孩子的課後時間卻多在補習班裡度過。Mane不但沒閒錢交補習費，週末還要幫叔叔打理雜貨店。他叔叔除在醫院打掃清潔外，還與幾位阿拉伯裔友人合開雜貨店，大家在正職之外，輪流看店，Mane自不例外，哪有餘暇補習？

在院方允許下，我帶他一起查病房、看病人，而他對醫療工作表現出的熱切回應，倒也很少在華人孩子身上看得到，畢竟華裔子弟對醫生多不陌生，其家長或家族親戚中或已有多位醫生，或身為企業老闆之子，夏天對他們而言，應是爸媽帶著他們去滑雪、去歐洲、日本、台灣……，但教人感慨地是，就算有這樣的生活，他們可能還會迷惘：「找不到自己的生活！」

立志成為醫生為未來奮鬥

反觀清潔工人的姪子Mane什麼都沒有，來美後從未看過醫生，連打預防針也是到公共衛生所，他完全不了解醫生做的是什麼，卻想成為一名醫生，因為他聽說在美國必須成為醫生，才會受人尊重，並能擁有好的生活。

斷斷續續地在實驗室裡幫忙了四、五個月，明顯地看著他逐漸地恢復自信心，從怯懦的態度中變得開朗，只是功課愈來愈忙，使他無法再來了。

我鼓勵他好好準備十二年級功課，並請他和實驗室工作同仁吃一頓便餐，他表示這是第一次吃中國食物。天啊，怎麼可能？南加州華人聚集，中國餐館更是櫛次鱗比，甚至滿街都是中國速食！

事實上，他不僅沒去過中國餐館，其實是任何的餐館都沒去過。「真的！」我簡直不可思議極了，他卻回答：「聽說餐館是很貴的。」

他的話剎那間讓時光倒流至二十年前，初來時，我第一次走進餐館也有相同的感覺：「美國的餐館真貴！」二十年後，這種感覺早在記憶深處中淡忘，如今卻因一位阿拉伯裔的孩子重新想起：其實，生活是很昂貴的！

他以第一名成績自高中畢業，如願進入美國加州大學洛杉磯分校（UCLA），全校都以他為榮，叔叔更是高興。他大三時寫信告訴我，已開始準備MCAT（美國醫學院入學許可測驗），並請教我如何申請醫學院，而唯一令他擔心的是學費，「我現在每天打工，學費雖不太貴，生活費卻不貲，幸好還能收支平衡，只要我那輛老爺車爭氣點，撐到大學畢業，應可存到第一年的醫學院學費，如此一來，連學生貸款都不需要了。」

才二十歲的他，竟連要不要申請學生貸款的事都考慮過了！

「世界上每一個人生來並非平等，但都必須為自己的生活奮鬥，活出自己來。」如此真切深沉的生活體現，不料竟是來自這位生於遙遠陌生且兵戰連連國度的小孩。

以無常為師

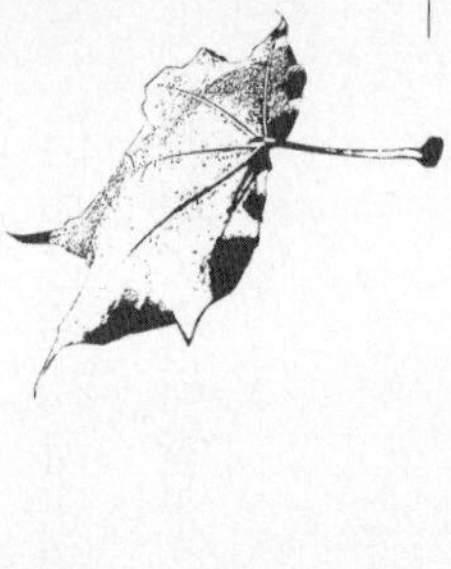

另類萬聖節的另類省思

醫院的萬聖節是很另類的！而這種另類，也讓我們重新省思萬聖節本身所帶來的——不一定是一個無聊的狂歡，或者是毫無意義的化裝打扮——是病人對自己人生的詮釋，也是對自己當下處境的一種表達……

大部分人的萬聖節都在十月三十一日晚間六時許開心地展開，小孩子打扮完畢，由大人帶著手電筒或提著燈籠，大家一起出外「Trick-or-Treat」。

在世界上每一個角落，萬聖節都有著不同的意義，也並不全然是青年人的狂歡、派對，或是公司行號的化裝秀競賽，因為醫院裡的萬聖節，就是很另類的一種。

即使巫婆這類的萬聖節傳統裝扮，在醫院裡仍然不能免俗，然而醫院裡的萬聖節就很難看到怪獸或流著血的手掌，畢竟醫院原本已不是一個能讓人高興的場所，因此反倒是天使、英雄人物等比比皆是。

萬聖節當天，小兒科的小病童們都被護士阿姨們一一打扮起來，有些打扮成他們心目中最喜歡的維尼熊，也有人打扮成小天使……。護士阿姨通常在好多天前就先詢問病童們想要打扮的模樣，與多數小孩一樣，他們也會想出許許多多不同的東西，從大怪獸到小精靈，從士兵到大恐龍，無奇不有。

但是不約而同地，到了最後的選擇，絕大多數的病童都會變成天使、公主，或者像超人、蝙蝠俠等英雄象徵，要不就是常見的可愛動物或卡通人物，幾乎在這些病童的最後決定中，可以明顯地歸納出這三個抉擇，這也反映出病童在與病魔奮戰的過程之中，他們心中的一種期待。

他們有些人知道自己來日不多，所以他們在萬聖節時變成心中渴望成為的角色。

「昨天你不是要當維尼熊嗎，為什麼今天又變卦了？」「今天可是最後機會，為何突然想要一對翅膀當天使呢？」當病童改變選擇時，有些護士阿姨不免會問，而病童也如是告訴阿姨說，他想自己很快就要變成天使了，「因為媽媽說，我很快就會變成天使，然後大家都要變成天使，並且在耶穌基督的身旁，大家仍可以在一起，依舊是一個快樂的家庭。」

於是，他決定扮成一名天使！

又有護士阿姨問另一位病童：「你昨天告訴我要做一個大怪獸，今天為什麼又改變主意，想當超人了呢？」病童則回答希望自己是一位超人，與癌症搏鬥，而護士阿姨也說：「好主意，我一定幫你打扮成全世界最厲害的英雄，拯救你自己與所有人的生命。」

於是，他要化身為超人！

面對一位原本想當公主，卻又改變成維尼熊的小病童，護士阿姨仍奇怪地詢問原因，只見小病童答道：「維尼熊是我最喜歡的卡通動物，每一次阿姨打針時，如果我覺得痛，就會想到維尼熊，因為維尼熊是最怕痛的。可是媽媽說，我一定會是一個最棒的維尼熊，並且可以告訴所有的人維尼熊再也不怕痛了。」

於是，她希望成為一隻勇敢不怕痛的維尼熊！

這些點點滴滴，也就是他們的心路歷程，然後每個孩子都做了他們最後的決定。

為生命而戰的力量

終於等到了萬聖節的來臨，並都按照他們自己的意願打扮。至於護士阿姨們當然也會打扮，有些護士把臉上畫成貓，身上也穿得像隻貓，有些是隻大怪貓，有些是隻橘紅色的貓；另外有些變成兔子……，每個阿姨也都表現出她們最想變成的形象，絕大多數人都選擇可愛的動物，好讓小病童們覺得阿姨與他們是在同一個心理狀態之下。

小病童就這樣地一個個被帶了出來，不論是什麼樣的裝扮，甚至有的還坐著輪椅，有的身上插著管子，有的是光著頭，有的手上抱著包裹著頭巾的光頭娃娃（這是專門給病童的，讓他們覺得沒有頭髮的不只是他們，洋娃娃也是一樣），有的帶著點滴架，臉色或許蒼白，疲倦溢於形外，流露而出的卻是一股強烈的生存意志。

當他們到了成人病房，裡面躺著的老爺爺老奶奶看到他們時，一樣會給他們糖果，而這跨越年齡的交會時刻在醫生眼中，看到的並非同病相憐，而是惺惺相惜——不論他們罹患的疾病為何，卻都有著一顆為生命而戰的心，這也是為什麼他們在此的原因。

其實，這股惺惺相惜的力量，是超過醫藥能力的，也超過每一個個人心靈的力量，惟有將他們團結一起，從老到少，再從醫護人員、藥劑師到科學家……方能戰勝疾病。

小病童離開病房後，也會繞到辦公室來，秘書們將糖果交給他們時，他們一樣也會歡欣鼓舞的大喊：「Trick-or-Treat」，有些聲音嘹亮，有些喊得低沉，我們知道還有些聲音已很不容易再發出來了。

為生命添加色彩

秘書們總是盡她們一切所能地將糖果袋包裝的五彩繽紛，讓小病童們拿到後都雀躍不已，然後又被護士帶到其他的辦公室去，好幾個辦公室轉下來，輪椅背後的袋子已裝得滿滿的，點滴架上除了抗生素或化學治療的點滴袋外，也都掛滿著糖果袋，然後他們又高高興興地唱著歌，被推回自已的病房去，有些病童在途中就已經累得睡著了。

不管這些糖他們是否可以吃——有些病童其實還維持在一個NPO（無法以口進食）的狀態中，根本無法吃東西——但至少他們看到了這些糖，這是他們「Trick-or-Treat」的成果。褪去超人、維尼熊、天使……亮麗的裝扮，他們又再繼續未完的人生戰役。

接下來，有感恩節、聖誕節、元旦……，然後再期待明年的復活節、暑假、另一個萬聖節的到來，一年即是如此的被串聯起來。對一名癌症鬥士而言，這一個接一個串聯起來的節日，捱過一個就多一項紀錄；只要過完一年，就是老天送給他為生命而戰的最大獎賞！

在他們的生命之中，不見得能談長遠的人生目標，卻沒有一個病人或醫護人員會囿於生命的短促，大家考慮的是「生命的品質」，重視的是「如何延長生命」。

另類萬聖節的背後，或許教人有些沉重，但沉重本就是醫院裡的真實生活啊！

打開人生另一扇窗

病痛，總是身心上無可言喻的打擊，它不一定是全然的負面，有時反而成為打開人生另一扇窗的原動力……

這位女病人四十歲出頭，未婚，事業有成，結婚、生子一直是她人生前半段想都不曾想要的東西；如今沒想到在她完成「披上白紗做六月新娘」的重大決定後，這世界竟又不給她了！

她於一年多前認識了一名男士，他有過感情挫敗，離了婚，無子女，由於兩人蠻談得來，經過交往，已論及婚嫁。每位女性都希望成為「六月新娘」，自然她也不例外，就在試新娘禮服時，驚察右乳有一硬塊，平時因為事業忙碌而有疏忽，並未定期自我檢查。

到底該不該去檢查呢？她相當的猶疑，如果診斷出是腫瘤，會影響她即將來臨的婚姻嗎？如果不檢查，會因此造成一個嚴重的生命壓力嗎？

畢竟是位個性果斷的事業型女性，在考慮了一週後，她決定接受檢查。從乳房X光片中發現有異常鈣化點，而外科醫師的穿刺結果，也確定細胞不太正常，是腫瘤，猶如晴天霹靂般，她的世界驟然地就這一秒鐘停止了。

在看過她的病理切片及所有的報告後，診斷是乳癌中的早期型，即一種乳腺管內原位癌（DCIS），可以做部分切除，也可選擇全切除，但乳房X光片顯示其腫癌區域是散布在數個區域，而非一個點上。東方女性的乳房多不大，部分切除可能就等於是全切除，而且部分切除需再追加放射治療，否則難以杜絕後患；要不就做全切除，毋需再做放射治療。

兩個月後就要步上紅毯的那一端了，她能夠選擇全切除嗎？她甚至還懷疑自己能不能選擇部分切除。接下來的問題是，此類腫瘤須服用五年的Tamoxifen藥物，抑制腫瘤促進荷爾蒙產生的誘因，降低復發率，並幫助她的另一側乳房未來不再發生其它的腫瘤，但她在這五年內，卻不能懷孕。

婚姻與治療間的兩難

四十歲後的心境轉變，任誰都可以預見：結婚後立刻懷孕，享受為人妻與人母的滿足感，尤其是在遇到未婚夫之後，一個美滿家庭的藍圖早在腦海中規劃好了。可是動了手術，未婚夫還能接受嗎？如果接受放射治療，六月的婚期是否須展延呢？如果服用五年的Tamoxifen，屆時將逼近五十大關，停經期在即，還能懷孕生小孩嗎？

當我們與她詳談所有療法的可能性，也告訴她如果不治療，二者之間的危險比例有相當大的差距，因為她的病如有適當的治療，包括部分切除、放射線、藥物等，降低復發率與生命延續將非常的樂觀，幾乎可達百分之百；如果只做部分切除而不做其他治療，危險程度還維持在三成左右，將來仍會再出問題，甚至可能喪命。

站在醫師的角度，處理她的問題重點依舊放在心理、精神及社會層面上的相關問題，所以鼓勵她仔細地考慮，也與心理醫師及未婚夫聊聊，再來做診療的結論。

一週後她回來了，表示決定做部分切除與放射治療，同時也願意服藥。

能在一星期之中完成如重大的決定，著實令我佩服，不愧是一位明智果斷的現代女性！「也不盡然，最主要是與未婚夫談過問題後，才了解他對此事的反應其實是非常的情緒化。」她表示，未婚夫並沒有錯，這本不是他應當承擔的責任，況且兩人又無正式婚約，如此的決定，自然第一時間很難接受，所以她告訴他如要退婚，她是可以接受的。

解開心結後豁然開朗

未婚夫兩、三天後向她表示，願以好友立場支持她走過整個治療過程，然而很難立刻決定與她共同承擔此一責任，「乍聽下，不免有些失落，但在心裡另一個角落，反而有種莫名的輕鬆！」即使眼前的這位男性固然不錯，但她卻有更大的恍悟：「原來我所需要的，可能只是自己胚胎的另一半DNA，他的精子罷了。」

「我捫心自問對他到底了解多少？可能還不及當年談了五年戀愛的男友的百分之十。然而多年前並未嫁人，而今卻有結婚的打算，年齡、世人眼光、社會壓力……，都不是重點，更重要的一個原因是我想要一個屬於自己的孩子。」她完全的釋然了。

或許結局並不完美，心中大大小小的結卻因此而解，她原來還在考慮要不要將未婚夫納入自己的公司？要不要將兩人的公司合併……一切的問題現在都不是問題了，「畢竟照顧自己還是自己的責任，我很感謝他真誠的答覆，因為這原本就不是屬於他該承擔的壓力。」

於是，她開始接受治療了，心情也豁然開朗，變得快樂起來，其他病人在治療過程中產生的煩惱、抱怨……，她都沒有，似乎進入另一個新的境界，她告訴我說：「原來，生病也有生病的好處！」

看著她積極地計劃打倒病魔後的新人生、新目標，我相信，她的治療是一個快樂的人生試鍊！

生病也不是一件壞事！

當疾病的魔掌緊勒住你不放時，其實希望不一定就此破滅，轉機可能就在一念之間……

每次小女孩跟著媽媽回醫院做追蹤治療時，一年比一年長大，出落得活潑可愛，我心中的喜悅還真的有些複雜：幾年來，看著她媽媽堅強地與疾病搏鬥，對生命的憧憬與堅持，甚至孕育出「她」這個美好的新生命——綜合著許許多多的醫療背景與技術的試管嬰兒。

這一家三口，先生是醫學檢驗部門的主管，太太則在一家公司上班，小女兒也上幼稚園了，當夫妻倆回想這一路走來，竟是疾病成就了他們的家，難怪兩人心懷感恩地說：「有時候生病也不是一件壞事！」

這位太太生病時，大學剛畢業，年僅二十二歲，才開始第一個工作，實在是意氣飛揚的人生黃金階段，怎麼也想不到自己會罹患上霍金氏症淋巴癌。

霍金氏症淋巴癌有四種型式，其中一型特別好發於年輕人。她有一天突然發現自己有些喘，照過X光照片後看到胸腔縱膈有腫瘤侵襲，斷層掃瞄進一步也顯示這些是淋巴，並已布滿全身，包括腹腔、後腹腔、下腹腔等，在做了骨髓穿刺後，證明連骨髓裡也有，屬相當嚴重的霍金氏症淋巴癌第四期。

這麼年輕的女性乍聽此訊，當然是很難接受。她需要化療、放療，而且會掉頭髮、噁心、嘔吐（註一），最大的問題是她可能因而不孕，因為治療的化學藥物裡，有一種藥物造成不孕的比例相當的高。

我們必須向對她解釋這個可能不孕的後果，如果她已婚，需令其卵子與丈夫的精子受孕，再將胚胎凍存起來，等身體好了以後植入子宮內。當年，卵子須與精子受孕，以胚胎的形式凍存（註二）；然而精子卻可以單獨存放。

禁得起考驗的幸福

還等著恣意揮灑青春的她，是如此期待開展自己的事業，而自大學即交往的男友，雖已三、四年，卻未論及婚嫁，又無其他合適的男性可成為精子捐贈者，所以她愣住了，並十分猶豫，她媽媽完全不敢苟同，強調女兒的生命第一，懷不懷孕不重要，未來會不會有婚嫁的機會也不重要，主張逕自開始治療。

她在考慮後，認為至少問一下男友的意願再說；男友竟出乎意料的一口應允，他願意幫助女友達此心願，至於以後胚胎的用與不用，由女友自己決定，兩人也不一定要結婚，他表示關鍵在幫助女友為生命抗爭，打擊病魔。

她感動萬分，於是安排男友提供精子，由不孕症專家為他倆進行精卵結合，凍存五個受孕卵。

治療開始了，情況非常良好，化療雖使她掉頭髮、噁心、嘔吐、疲倦，甚至丟掉了第一個工作，但她的確是一位勇敢的生命鬥士，儘量地讓自己的心情開朗，哪怕疲倦，哪怕滿心的不情願，也都儘量的配合。

治療結束了，結果仍非常的好，她所謂的男友，也是她的精子捐贈人，經常來探視。從醫生的角度，兩人相當地登對，至少這位男孩表現出他的真誠，而他也在陪伴女友的治療過程中，開始對醫學發生興趣，想試試看醫療工作，因此回學校去唸了一個醫學檢驗的碩士學位，不但修完兩年課程，還通過執照考試，成為一名正式的醫學檢驗師。

他陪女友到醫院來看病時，不時會帶一些課業上的問題來「考」我，課程後期有一門實習，需要做幾個實例，在他一籌莫展時，我卻突然靈光一閃，建議他：女友的病例不就是最好的例子嗎？

十個月的療程之後，一切治療都結束了，頭髮也漸漸長了回來，貧血也好了，接著是一個穩定的追蹤期，半年、一年……兩年過去了，男友畢業了，考到了執照，進入一家醫院從事醫學檢驗師，女孩也回到了職場，半職、全職，工作也步回正軌。

百分比不是絕對

有一回，他倆回到醫院複檢時，遞給我一張喜帖，小倆口要結婚了！我替他們高興，終於重新拾回青春的生命。她在檢查時悄悄問我：「如果我結婚了，復發率是多少？我不想害他，我可以自己承擔自己的人生，但不願拖累別人。」我回答她說，已經過了兩年，復發率愈來愈低了。她對婚約仍有些遲疑，問我是不是應該再等一等，或許等到滿了五年再說。

以霍金氏症而言，其實她已經可以了，不必再等三年，我要她安心，兩年來她的狀況一直很好，是可以考慮終身大事了。

然而，最終且最重要的答案，並沒有任何人可以回答，醫師能給的只是一個百分比，它僅是一個溝通工具而已，如果發生了就是百分之百，如果未發生，就是百分之零。我告訴她，最重要的還是兩人之間的溝通。

於是他倆結婚，不久後（約第三年），決定將當年存下來的受精卵植入子宮，很快地，成功了！他們有了一個寶寶。如今，已為人母的她，只需要一年回來一次即可，其它時候除非有特別狀況，否則不再需要到醫院了。

感情與醫療事業糾葛在一起，是是非非的，誰能說得清？有人因病失去婚姻，有人卻因病得到一樁美滿的婚姻，做醫師的，也只是盡一份力，做好治療與研究的本分，將人類的文明、醫療科技，配合上對人性的關注，每天一點一點的往前推，如此而已！

註一：在二十年前，噁心嘔吐還是比較嚴重的問題，但醫學日新月異，現在的問題已小了很多。

註二：近五年來，未受精卵子也有機會冷藏保存，但成功率仍低。

母愛

「女子為母則強」，在小兒科病房裡比比皆例，尤其不難理解；然而，當這份護子心情來自成人病患本身之際，箇中的心境掙扎、轉折，外人又能設身體會多少……

每個人都知道女性愛美，這位三十歲出頭的年輕媽媽又何嘗例外？但在「保有美麗容貌」與「撫育其子長大成人」之間，無盡的母愛讓她做了無怨無悔的終生抉擇！

我的一位病人初為人母，小嬰兒才六個多月大，她在產後一切健康，並無進一步的問題。有一天，她突然感覺到吞嚥東西時，喉嚨中間好像有一些髏到的感覺，起初尚不以為意，但這個感覺卻未因此而離開。

大約在兩個多禮拜後，她去找家庭醫師，家庭醫師在檢查後初步判斷甲狀腺稍有腫大，似乎摸到她左側的甲狀腺處有個結節，所以建議她再去看耳鼻喉科確定一下。

耳鼻喉科醫師認為她應該沒有問題，同時對家庭科醫師提出的左側甲狀腺有一個結節的說法也表贊同，於是安排超音波檢查，旋即發現甲狀腺的左葉有一個大約一點五至二公分的球狀物體，然而驗血結果未顯示有任何異常。

於是耳鼻喉科醫師向她表示，這個結節需要進一步的勘查，以確定是否是一個良性的腫瘤。

她又再被送到外科醫師處，經穿刺切片，竟赫然發現這是一個甲狀腺癌！好端端地聽到這個消息，對一位育有稚齡小孩的年輕媽媽而言，簡直是莫大的壓力，幸好醫師安慰她說，因為腫瘤還算小，手術應該沒問題。

甲狀腺手術算是體外手術，由於不在身體內部，大致而言，安全性比較高，對有經驗的醫師不是個問題！

這位年輕媽媽立刻接受了手術，手術也非常成功，不過在手術中卻發現這個小小腫瘤，體積雖小，細胞型態卻相當惡毒，更糟糕的是，這個小小的腫瘤往下延伸，已進入肌肉層，並使周圍的淋巴結都受到腫瘤的感染。

初為人母卻蒙上疾病的陰影

當手術一結束後，外科醫師馬上向她解釋病情並不單純，手術至此算告一段落，而她還需要進一步的評估，並有可能需要做一個全頸切除術（Radical Neck Dissection）。

「Radical」指的就是「淋巴掃蕩」，堪稱為大手術，是頭頸癌外科的專職，須將沿著頸部肌肉打開，然後進入頸部淋巴區域，逐漸在一群群的淋巴中進行摘取（picking），一面摘取，一面檢測其惡性度。此項過程十分複雜，尤其需要具備極度的耐性。

年輕媽媽便被送至醫院來進行第二次手術的評估。第二次手術將會交由頭頸癌專科醫師處理，當醫師審查完畢她的病例資料，又加做了核磁共振檢查，結果更令人意外：即使腫瘤不大，但因延伸至肌肉層後，與神經貼得非常非常的近。

在非常接近神經的狀況下，頭頸癌專科醫師即與病人討論手術後可能的後遺症——由於極度接近神經，讓此次手術的危險性大為提高，雖不致危及生命，卻有可能會因為神經麻痺而造成脖子歪斜等不幸後果。

三十多歲還算是十分的年輕，所以外科醫師決定讓她再與腫瘤內科、放射腫瘤科的醫師再做討論，除了手術以外，她是否還有其它的選擇。

經與腫瘤內科及放射科醫師討論後，我們共同的決定是：如果她能夠手術，手術還是能提供她最好治療效果的途徑，因為她的腫瘤細胞型態相當的差，如果僅是以放射性碘的治療，而不採取手術的話，她在未來的兩、三年裡，復發率仍然非常的高，而發生轉移並惡化致無法治療的可能性也將提高，比率約在百分之二十至三十左右。

但如果接受手術，她就有百分之五十的機會面對頸部歪斜，甚至不僅是頸部歪斜，可能還有顏面神經扭曲等情況，也就是意謂著——她的顏面將有變形之虞，至於未來復發率差不多也在百分之二十上下，與不手術治療差異不大。

此時此刻對她而言，真真切切地是陷入抉擇的困境之中！平時打扮入時、漂亮的她告訴我們，打從懂事以來最注重的就是美，從小她就喜歡打扮漂亮，刻意維持體重，不料在興高采烈地初嘗為人母親喜悅六個月後，迎面而來的，卻是一個如此重大的抉擇。

當然，這也絕非一個容易的決定！經過多次討論，她決定要接受手術。

為陪孩子成長和疾病奮戰

「到底是什麼原因讓妳為完成決定？」撇開醫師的關心，我對她的心路歷程也有些人之常情的好奇——畢竟，要一位年經女性突破美與醜的世俗定義，亟需多大的勇氣啊，更何況手術的未來只比非手術略高十多個百分點而已。

「最重要的關鍵是，如果手術能讓我增加存活率，哪怕一點點也好，我就可以繼續照顧小孩，醜一些又有何關係呢？」她如是回答。

「妳追求美麗，也擁有美麗，真能夠就這麼放下嗎？」

「當我回到家，選擇哪一種療法的苦惱一直在腦海裡盤旋不去，我不斷地與丈夫溝通，尋求朋友的意見，然而眾說紛紜，愈聽就愈混亂，愈聽也就愈徬徨……」她告訴我，有些人要她根本不必治療，因為醫師都是鬼打架的，有些人勸她吃中藥，還有人要她去日本或其它國家應當可以找到更好的治療……。

午夜夢迴，睡不著覺的她索性起身，不料小寶寶突然哭了，她表示，抱起小孩那一刻，看著映著月光的小寶寶的臉可愛極了，當寶寶安靜地在她懷裡再度沉沉睡著之際，「我才猛然察覺，再沒有比看著小孩健康地長大，更重要的事了。」

她的美，她的醜，在孩子心中會有什麼差別嗎？待小孩長大後，看到的、認得的也只有一張臉——即她在手術後的臉！她還心平氣和地說，只要能將帶大孩子就好，假如先生因她失去姣好容貌，終致與她離婚，也同樣無怨無悔。

就這樣她做了決定——她要接受手術！姑且不論手術結果如何，單就決定本身而言，在醫師眼裡已著實難得。

老一輩的祖父母們因為經歷過戰亂，讓他們對「生命如草芥」有更深刻的體驗，對未來的生命更珍惜，往往願意節衣縮食，讓子女讀書、補習、受最好的教育，任何對孩子的犧牲，幾是義不容辭。

不過，時代不一樣了，四十歲以下的父母相對而言，不一定願意輕易地犧牲自己的物質條件，來成就他們的小孩，不僅沒有辦法像年邁的祖父母、父母親一樣做到完全地釋放，還有更多的人甚至因為愛美而可能選擇不生小孩。

也有不少年輕爸媽忙於事業，而無法或不願花太多的時間在孩子身上，只好經由保姆來減少麻煩，可嘆的是一代接一代，父母花在子女的時間上似乎愈來愈少，孩子的問題反而好像愈來愈大！

但從這位年輕媽媽的決定，多少讓我又窺見隱藏在現代父母內心角落的那份真與美善，新一代的親子關係或許不同於上一輩，血濃於水的愛，終究是亙古不變的啊！

方媽媽的心願

眼看著女兒還有一年就戴方帽子了，這是她千盼萬盼的一天，站在醫師的立場，我也多麼希望自己能幫助上帝延長她的生命；問題是——老天總是與人作對……

這是一場非常辛苦且無奈的人生！從診斷出乳癌到去世，整整九年的時間，即使方媽媽一直努力地撐著，女兒也拼命地趕修學分，可速度就是無法與病魔並駕齊驅！

她開始生病時，女兒才上初中。而多年來小女孩手上帶著課本從代數、幾何、至AP（Advance Placement，進階課程）課的物理，愈換，難度愈高，但陪著母親進出醫院的習慣，多年來如一日。

為了配合女兒上課時間，方媽媽的看病時間也總安排在下午女兒放學之後，母女倆一道來醫院，直至女兒升入大學後。女兒自然不願離開母親遠赴東岸唸書，但能獲得長春藤聯校之一的大學全額獎學金，是多麼不容易啊！母親也鼓勵她去。

小女孩在這樣的成長過程裡，已被訓練地非常堅強，學業與協助母親對抗疾病，幾乎佔據了她整個青少年歲月，沒空去交男朋友、去跳舞、看電影……，也沒什麼時髦的衣裳，永遠是樸實的牛仔褲。每每看到養尊處優的小孩，大聲地向父母要求這個、要求那個時，我都不禁會想到她。

她了解媽媽無法給她物質上的享受，也知道能讓母親欣慰的最大禮物是「一紙大學畢業證書」，然而病情每況愈下的母親能在生前了卻這樁心願嗎？她急切地想再多修一些學分，好提前畢業，可是一到暑假，她卻又必須回家陪母親，再一邊打工賺取下學年度的生活費，根本無法參加暑修。

棘手的治療方法

日子就在母女倆與時間的賽跑中流逝。一天，方媽媽打電話來醫院，說：「一隻眼睛突然看不見了。」我們立刻請她到急診室來，主要是右眼的視神經受到壓迫，神經科會診後認為不像眼底視神經直接受到壓迫，再經MRI掃瞄，發現她的視神經並非受到腫瘤的壓迫，而是腫瘤沿著腦膜往上走，產生一種浸潤（infiltration）的結果。

神經都是沿著腦膜進出，當腦膜受到腫瘤細胞侵襲時，它們會對神經產生一種浸潤，因此不會只是一個神經受到影響。果不其然，MRI做完之後，方媽媽已經變成不能說話了，這種非常戲劇性地單側眼睛失明，突然變成失語（aphasia），正是腫瘤造成的一種

leptomegitis carcinomatosis——腫瘤細胞侵入腦膜。

此種現象十分棘手，為了證明MRI的結果無誤，緊接著又進行脊椎髓取樣，第一次時並未發現癌細胞，由於錯誤率頗高，通常會要求做三次，第二次時確定有腫瘤，腦脊髓液內當然不應該有任何的腫瘤細胞。此時的她，已產生相當嚴重卻又不易處理的一種情況。

治療法十分複雜，無法使用普通的化學治療，原因是一般的化學藥物不能夠穿透腦血管屏障（blood brain barrier）。腦部是不能輕易受到藥物影響的，所以一般藥物打入體內，也不容易進入到腦，即是有腦血管屏障結構之故，以致藥物無法輕易過得去，抗癌藥物亦然，因此僅有少數幾種藥可以。

該如何治療呢？不能化學治療，不能放射治療，不能手術，只能打少數的化療藥物如MTX，打至腦脊髓內，不僅療效不理想，並且還要維持比較高的濃度。於是與病人討論一種特殊的方法，就是在腦殼的底下做一個小的手術，裝一個小水庫（reservoir），像一個鼓，拿掉頭骨，將藥從腦殼處直接注入，從鼓處逐漸滲入腦膜的血管系統裡。

這方法牽涉手術，牽涉治療，還牽涉到一個不是非常理想的結果，願不願意做？該不該做？……在在都是問題！

選擇放手不治療

女兒也從東岸回來了，初步的討論時，母親願意，畢竟她想要盡一切的方法來延長自己的生命，但女兒卻不贊同：「不要做了！」她了解百分比很低，延長的壽命時間一般僅有六個月左右，又何必再受罪？拖了這個病痛多年，女兒著實心疼母親身心所承受的罪！

做與不做之間，即產生了一個辯論，在進一步深談之後，方媽媽終於接受了事實：明白自己的預期生命已十分的短暫，做不做的差異實在不大。她改變初衷，接受了「不做」。

從醫療的角度，我們也認為這是一個明智的決定，如果只是一個早期的病患，理當希望她能做手術，然而她已與癌奮戰多年，也有多處轉移，如果再做此手術，其實並不明智。

在她決定不做手術之後，兩週不到，腦壓開始增加，發高燒，旋即進入昏迷，幸好正值暑假期間，女兒可以一直陪在身旁，在平靜中，方媽媽漸漸地過去了。

人生，如何能盡如人意？但終究盡了力，也何來遺憾之有？母女連心，女兒一定也明白媽媽絕對不會願意未竟的心願，成為她心底一輩子的陰影——堅強如她，處理完畢母親的後事，即返回學校，繼續屬於她自己的學業目標，以及未來的人生。

Mr. Louie vs. 劉先生

一個人的「姓」終究屬於一種圖騰，是族裔，是文化，
還是永遠無法打破的禁忌……

這位Louie先生成為我的病人時，已八十六歲高齡了，他開始覺得身體不適時，他的外在症狀是呼吸急促，X光檢查發現右肺積水，經胸腔科醫師檢驗，其中似有異常細胞，與普通的腫瘤細胞不同，它們呈現出一種像梭的形狀，再在一種特別的免疫組織化學方法進一步地鑑定下，被證實為「間皮瘤」（mesothelioma），是少見肺癌

中的一類，即使在美國國家癌症中心，一年也不過是三至五個病例而已。

此種腫瘤早已證實與石綿有關，所以一些原以石綿來維持溫度或隔離機房的建築或機械廠房，皆因這些研究報告遭致禁用，但有些老舊的住宅，仍殘有石綿，因被包裹其中，除非大事修繕或出售房子，千萬不要輕易碰觸它，除非有穿著特殊隔離服裝的特殊人員，以特殊方式方可處理石綿建材才可，原因無它，皆因石綿會導致間皮瘤之故。

所以問診時，我很自然地就問及：「是否曾做過與石綿接觸的工作？」

「當然有！」他顯然很清楚這件事，並接著說：「我年輕時就知道自己會有這一天的！」

「你既然知道，會什麼不避免呢？」他的答覆讓我有些納悶。

「因為有些事情不是你能避免，就能避免的了的！」言辭之中，難掩其心裡的一絲感慨、無奈。

話說Louie先生的人生故事，如同美國華人移民史裡一則教人不勝唏噓的插曲——其實應稱他為「劉先生」，不論Louie這個姓看起來或唸起來像不像華裔，他都是道地的華人，然而劉先生卻只說英文，似乎一句中文都不會，我倆之間的對話也全以英文進行。

劉先生在十八歲左右，時值二次大戰在東方開打之際，中國局勢並不穩定，家住上海的他，家境尚稱富裕，由於中國大陸亦屬戰區，於是家人即利用種種關係送他來美國求學。因為成績優秀，所以進入著名學府史丹佛大學就讀。

美國當時尚未參戰，據他描述的入學情景，那時的史丹佛大學仍是一所極其保守的大學，黃種人學生寥寥無幾，他有一位華裔同學來自舊金山唐人街，父親開一家小雜貨店，因為自小課業優異而進入史丹佛大學，兩人當然成為朋友，並相約不說中文。當時如在校園內說中文，會被別的同學喝止。

劉先生主修電機工程，他的朋友則主修化學，兩人均十分順利地以優異成績畢業。畢業後他倆分頭求職，但命運卻沒什麼差異——四處碰壁！當時史丹佛大學的畢業生步出校門後，很少人會找不到工作，絕大多數都可以覓得一份合理的職業，唯獨他們二人例外。

膚色是一切問題的癥結所在

然而，他們倆真的是怎麼找也找不到，不禁開始懷疑：是不是與族裔有關？可是也無可奈何。終於經過一年多，劉先生在南加州長堤市一家大型造船廠找到一份助理工程師的工作，起薪僅有數百元，就三〇年代的物價而言，已算得上不錯的薪資了。

而他朋友的工作依然了無頭緒，在鬱鬱寡歡之下，回唐人街與父親開了一家餐館，又因經營不善，很快就關門大吉，並與其父起了爭執，最後舉槍自盡。

劉先生在加州唯一的朋友，也沒有了。

在造船廠裡，他很勤奮地工作，卻難結交朋友，並且所有好一些的工作機會也都輪不到他。過了兩年，連他的助理都獲拔擢成為他的上司，心中的氣餒自不在話下。

船廠中唯一對他較好的是一位副總工程師，他有一天終於忍不住打破忌諱，試探副總工程師：「為什麼我始終無法升遷？或者獲得一個適當的升職機會呢？是不是我的族裔問題呢？」

副總工程師望著他良久，才緩緩地回答：「我只能給你一個建議，如果可以的話，你不妨將Liu這個姓改掉。」

他明白了——膚色仍是這一切問題的癥結所在。即使副總工程師回答的很含蓄，但他完完全全地聽懂了。當時在加州有許多姓「Liu」的人，也有人將拼法改成「Louie」，於是他決定起而效尤。

當姓改成「Louie」之後，事業似乎也跟著出現轉機，好運也來了——不知道是新拼法帶來的好運道，還是真的存有種族因素？——

然而，一個人的「姓」終究屬於一種圖騰，是永遠無法打破的禁忌。

Louie先生先被擢升為主任，不久後對他頗為照顧的副總工程師再上一層樓，成為全廠的總工程師，他因此也再晉升了一階。

畢竟他是一位年輕人，在事業逐漸穩定後，眼見周遭同事都成了家，僅有他依舊單身一人。現在的他需要一位太太，也決心找一位美國人做妻子。

切斷與中國有關的連結

在當時的年代，如果有人願意嫁給華人，是很有可能像電視劇劇情一般，被家人趕出家門的。即使他不再是華人的姓，僅說英文，不說一句中文，當有人問他是否說中文，總也是搖頭說「NO」，並表示自己不知道如何說中文，而他還找不到一名堪稱中規中矩的美國年輕女孩子作結婚對象。

但他自認已是一個完完全全的美國人了。據Louie先生對我說，年輕時他晚上做夢，剛開始尚夾雜有中文，後來中文連在夢境裡也都消失了，全以英文與人對談。

這次仍是總工程師幫的忙，告訴他工廠裡有一名女工還不錯，工作尚稱勤奮，或可試試看。這位女工是波蘭後裔，父親為第二代移民，母親是第一代移民，而她本人則是如假包換的美國人。

Louie先生鼓起十二萬分的勇氣與她交往，她竟也願意接受他，兩人終於完成婚姻大事，後來相繼生下一兒一女。

這麼下來，他離中國的大圈子愈來愈遠，他告訴我說，大約自三十歲之後，他不再吃任何中餐，即使家人提議去買中國餐館外賣，亦都被他否決，他想將一切與中國有關的事物，從記憶中連根拔起。

二次大戰開始，船廠裡極為欠缺人手，Louie先生因尚未入籍為公民，並未遭到徵兵，也因此他在工廠裡的工作益發吃重。船廠裡，有不少地方會涉及到石綿，當時的醫療報告已知石綿會導致肺病，但還在鑑定證明之中，但多數人不願冒險而拒絕，只有他，為了表現其勇敢與責任感，總是率先前去處理涉及石綿的工作，並達成他的任務。

始終無法被升為正總工程師

老闆因而對他賞識有加，他更結交了許多朋友，一步步地升遷，終於也坐上了副總工程師之位，而在這個職位上，一做就做了十年。當正總工程師都已換了三人，身為副總工程師的他卻始終無法被扶正，他的老闆不僅是他同期的同事，甚至後來還有人曾擔任過他的下屬。

他再次鼓起勇氣詢問廠長：「何時才能輪到我出任總工程師

呢？」廠長認識他已經很久了，答道：「Louie先生，我想這一天可能永遠不會來到的。」

在追問原因下，廠長的回答竟是「你的英文有腔調」，他不甘心地駁斥：「我的英文根本沒有腔調，甚至比一般的美國人還要好。」廠長依舊堅持己見：「不，你的英文在我們聽來，終究是帶有腔調。何時你能改掉這腔調，才有可能升上總工程師。」

他非常的憤怒，想尋求法律途徑告廠長一狀，然而靜下心考量，此舉亦於事無補。當時，美國正瀰漫著麥卡錫主義的白色恐怖，亞洲人因韓戰緣故，已不受歡迎，甚至在韓戰期間，一度說要將中國人集中起來，如同二次大戰時集中日本人一般，參議院似也提出議案，他心裡十分恐懼，工作也受牽連，由第一線被調至第二線，畢竟船廠有些工業機密。

幸好這種情況為時不久，韓戰很快就結束了，麥卡錫白色恐怖與反共產主義、反華人的情緒也迅速地被糾正，表面上看來，對Louie

先生的影響似乎不算太大，可是在心靈上的傷害，卻不能說不深——他明白自己的玻璃天花板絕非出自英文口音，更非其它因素，不過當美國人每一次與亞洲人對壘時，「他」永遠是一位受害人。

孤單的退休生活

六十五歲到了，Louie先生被要求退休，即便他希望獲聘為顧問，繼續為船廠效力，像他許多的老朋友一般，終究是事與願違，他被強迫退休，劃下了事業的休止符。一位優秀的史丹佛大學畢業生，在經過了五十多個年頭，致力成為一位道道地地的美國人，最後竟得到如此的結果，試想，他會滿意嗎？

他退休後，設法開了一家機械公司，卻因不諳經商，所以都賠光了。沒有積蓄，沒有家人在身邊，他真的是孑然一身，一如初到美國時的情景。

他的妻子在他四十多歲時，與其離婚，沒有任何理由，一天早上，她留了一封信給他，表示竭盡所能與他相處，依舊無法辦到。她遺棄了他與兩名小孩，未留下任何音訊，他不知道她去了哪裡。幾年之後，自動地就離婚了。

他只有懷疑——因無法證實——妻子離他而去，是因為無法調適他不是白種人！每當大妻倆一同外出，總不免會被觸及這個主題，他太太每一次回到家都非常惱怒外人一再問她為何嫁給黃種人，以及她對黃種人丈夫特別感興趣的原因等問題。即使別人不見得有惡意，但是在幾十年前的美國，乃至於加州，異國通婚還是一個教人十分好奇的話題。

她真是受不了人家反覆地問她這類的問題而離開了他，尋找她自己認為合理的生活嗎？可是別忘了，她太太本身其實也是一位移民。或許波蘭裔的移民比較能融入美國，但東方人，永遠就是東方人！

他至此只有耐下性子過開始退休生活，脾氣也變得益發古怪。離開亞洲人的生活圈子多年的他，此時卻看見加州的亞裔愈來愈多，而他竟跟著許多白人參加各種不同的抗議活動，成為抵制亞洲人的代表之一。

因為他講得所謂的「標準」英文，而且又身為亞洲人，所以遭致有心政客的利用，代表在很多的團體中針對一些觸及亞洲人情結的議案發言。他在白人眼中，最適合講這些反亞裔的言論，同時不會遭人指責。

但幾次之後，他發現自己只是被利用的工具，於是漸漸地脫離這些群體，變成一株真正的失根蘭花。

兩名子女也長大了，有了屬於自己的家，又自小在他傳統的美式教育教導中長大，所以他們無人奉養他。

少小離家老大回

他開始懷念起中國來，在其七十多歲時，大陸已開放，他終於做了決定——一個五十年來不曾想過的念頭——前往中國一趟，回到所謂的故鄉。這個中國也非劉先生認識的中國了，他找不到故居，一些依稀記得的路名也都改變了，凝視著新街名如延安路、懷海路……，隨時空變化，什麼都過去了。

他又回到美國，繼續過著孤獨老人的生活，直至被診斷罹患了癌症。在得知患癌之後，他沒有任何一點生存意念，希望儘早離開世界，他不想治療，我們只有給他所有的支持性照護。

當劉先生的情況變壞時，院方通知其子女，他們趕到醫院，聽完父親的病情後即詢問「是否可以控告當年的船廠」，意欲取得一筆賠償。我向他兩名子女表示，他們當然可以詢問父親的意思，但我認為，劉先生似乎並無此意。

他的女兒說，父親是一名固執的老人，她自青少年時期起兩人即無法溝通，也是因為他，使他們兄妹倆常被人好奇地問是日本人，還是夏威夷人？因此她怨恨父親，怨恨這個老人。

他有一個恨他的女兒，只因她不願意接受他的血統，還有一個自私的兒子，不僅不願意接受父親，僅希望獲得一筆賠償金；而劉先生，卻在我們的面前對著一雙兒女大吼「滾出去」，他不要他們倆來看他。

不久，他的病情惡化，在聖誕節前幾天，已自覺快不行了，他問我：「『我們』中國人是不是也有聖誕節啊？」

我反問他：「你不是說你從來不是中國人的嗎？」

他以英文回答：「I think I have to be.」他表示自己將不久人世，因此必須儘快決定，否則死後上天堂時，天使如何將他列入哪一種族裔的人呢？

我感嘆地說，這個問題多麼寶貴也傻氣啊，而你已經問了自己一輩子了。

「是啊，因此我現在必須了解，並且這個答案對我的來世，十分地重要！」他笑著如是回答。

「Well，那你說呢？」我玩味地反問他。

「到頭來，我想，我還是一個中國人……」第二天，劉先生便去世了。

生命的樂章

如何畫上生命的休止符，是每個人最後的權利！當生命樂章終了之際，關鍵或許不在俗世間的繁文縟節，而是那一份回首前塵的自我滿足感，一個自認最美麗的句點……

每每想起這個故事，回憶之中似乎依舊還傳來一陣陣悅耳的琴音，時而優雅靜謐如淙淙小溪，時而雄壯澎湃如大川湍流——故事的女主角是我的一位藝術家病人——如果一個人罹患癌症，已是一件不幸的事，然而可曾想過：一位藝術家一旦罹患癌症，他的表現會與其他人相同嗎？會不會有其另一番景況呢？

她不僅是音樂家，事實上還是一位鋼琴演奏家，一生以表演為其職志。她的演奏技巧高超，也指導一些學生，是美國南加州一所大學的客座教授，而其學生們當然不會是一般剛學琴的小朋友，可都是我們孩子的老師輩呀。

這位老太太在成為我的病人時，已經過了她的演奏輝煌歲月，生活漸趨於平淡。她的病發生在一年多前，開始時不斷地咳嗽，甚至咳出血來，於是她看了醫生，X光片顯示她的肺有問題，穿刺的結果證明她罹患了肺癌，並且需要進一步的治療。

歷經手術、化學治療、放射線治療，基本上情況還算不錯，她也堅強，忍耐著治療過程中的不適。我記得曾經問過她，如何調適這其間的心情低潮？她說，此時即會為自己彈奏一曲，並且依當時的心情選曲，那些曲子有些能讓她心情振奮起來或平靜下來，有些又能讓她穩定情緒。

因而，她一直都是一位好病人，病情也都十分的穩定。

不幸的是，一年後在一次常規檢查中，竟發現她的肺部開始有積水現象，在肺水穿刺檢查後，又發現肺水中有腫瘤細胞，意謂著她的肺癌復發了。

肺部積水的速度相當快，使得我們不得不連續抽幾次水，同時將藥打進去，將其封閉。而她也能忍耐地度過這些痛苦，毫無怨言。

由於此次是舊疾復發，即使治療，結果也可能與過去大不相同，因此我們徵詢她的意見：一是接受實驗性的治療法，再者可考慮更強烈的治療，但治癒率都不高。

而這位音樂家的決定，則是不接受治療，自醫師的角度，我們同意病人的意願，即使她不接受治療，我們仍繼續照顧她，並協助解決她臨床上將遭遇的問題。

她問我們如果不治療，最快何時會開始發生問題？我們的答覆是：對大部分的人而言，是「三個月」，主要是因為她肺部積水的速度太快了。她面對這樣的答案，仍點頭接受。

為自己規畫最後一場演奏會

於是，她著手為自己擬定了一個目標、一個計劃。就在她的姊妹的協助下，她為自己規畫了一場演奏會，並分別向朋友、師長、同學、學生、家長等人發出邀請函，邀請大家出席。沒有人知道她復發的情況，她也未告知任何人這是一場最後的音樂會。

音樂會的準備工作就花了快要三個月的時間，不料她的咳嗽開始愈來愈頻繁，我們一方面提醒她咳嗽會影響演出，一方面更積極地以各種的藥物以控制她的咳嗽。

然而愈積愈多的肺水，會增加肺壓，並且刺激她的咳嗽。「醫生，我別無要求，只希望能在事前一切準備妥當，順順利利地完成這場演奏會。」一面對她的要求，醫師自當是盡力而為。

我們試驗各種止咳藥水，但願她能得到最有效的四個小時止咳效果，同時尋找最佳的劑量，使得她在這四小時之中，不致因太多咳嗽藥水而致睏倦的情況發生。而我們也必須在她的止咳藥水中再作改變才行，否則一般的止咳藥水是無法達到控制效果，又免於睡意的。

另一件不幸的事卻在演奏會前幾天出現了——她突然開始有背痛症狀。來到急診室後，她表示在練琴中突然感到背部一陣劇痛，不知是否因為練琴太多之故。我們立刻給她照X光，片子顯示她是脊椎骨轉移，而造成的疼痛。

脊椎骨轉移必須立刻施以放療，方能避免壓迫到神經，並且迅速減低疼痛。距演奏會只有三、四天的時間，處理難度再增幾分，對醫師而言真是一大考驗：既便做放療，也無法在短短的數天內迅速止痛。

除了儘快為她開始進行放療外，也在她的同意下，為她貼上嗎啡貼片（duragesic patch），但在貼了之後，她卻覺得有些頭昏，此一現象不僅可能影響演出，同時看譜的視力似乎也變差了。只好再將劑量放至最低，並且尋找最佳的時機，使其止痛能維持幾小時。同時開始放射治療，一切治療考量均以不影響演出為前提。

忍痛為求完美演出

我們並且找來疼痛科助一臂之力。疼痛科的醫師表示，如果要用嗎啡貼片來處理止痛問題，根本無法辦得到。因此又與她商量之後，我們進行阻斷神經的療法，將止痛藥打至神經結裡，使她的疼痛可以立刻止住。這是一個令人不舒服的做法，不過基於她的堅持與要求，我們還是做了，而她的堅持與要求只有一個：給她一個狀況最佳的四小時——最後的四小時。

在神經阻斷療法之後，她仍感到隱隱作痛，所幸她自認可以支撐得住。在反覆的練習中，演奏會已近在眉睫；但在演奏會開演前的關鍵時刻，她最終還是不得不忍痛犧牲了一支高難度的曲碼，因為該首曲子太長，而她又難於全神貫注至最後一分鐘，屆時彈奏力度大為減弱，無法將該曲作最完美的呈現。

藝術家終究是藝術家，即使在生命樂章的最後篇章，依舊求好心切！

堅守鍾愛事業至最後一刻的藝術家

終於，演奏會依其時間表揭開序幕，在場的聽眾極少人知道她患有癌症，除了也應邀出席的醫護人員之外。在舞台的燈光下，銀色的白髮映著近來因貧血而略顯蒼白的皮膚，似乎在蒼白中還帶有一些晶瑩。她穿著一襲黑色的晚禮服，優雅地坐在大型的演奏鋼琴前，一開始彈奏時，已忍不住地先咳嗽了起來。我們一起前往演奏會的醫師包括腫瘤科、疼痛科及放射科等，一聽到她的咳嗽，不免互看一眼，心裡開始為她擔心，心想祈禱著：千萬別再繼續咳下去啊！

幸好，咳嗽被她輕描淡寫地掩飾過去了，彷彿她在清嗓子一般。接著演奏會開始，一口氣地連續演奏了四曲，我這位音樂家病人演奏技巧之好完全出乎我的意料，如此瘦弱的身軀，居然能表現出這麼雄渾的力道，這麼婉約的琴韻。

四曲過後，我們也感受到她的疲倦。中場休息原本僅有數分鐘，她卻晚出來不少時間，讓一群醫師暗自為她捏了把冷汗。當她再度出場時，她外表看起來尚好，接下來的演奏除了她自己之外，還穿插有學生演奏、雙鋼琴及與小提琴合奏的表演。

演奏進行地十分順利，使我幾乎快要忘了她是一位病人了。

到了壓軸曲目時，她又開始咳嗽，我們的神經自然而然地也跟著緊張起來，她一面彈奏，一面咳嗽，起初還能強抑著，咳嗽聲較小，後來掩不住還是有幾陣較激烈的，甚至幾乎打斷了琴聲，幸好當時的琴音比較高亢嘹亮。

我不知道有多少聽眾注意到她的咳嗽，而此時的我卻只注意她的咳嗽，已聽不到她的琴音了。

演奏會終於畫下最後的音符，在謝幕時，她的手、腳看起來似乎都還在顫抖著。面對全場起立喝采的觀眾，她開始說話了：「此次邀請並非往常年度演奏會的時間，至於提早的原因，是明年可能無法如期舉辦，因為我罹患癌症，所剩的時間不多了。」她希望大家不要為她難過，最後這場演奏會的相聚，就是大家給她人生的最佳句點！

這不是一場大型的演奏會，出席者不到百人，但氣氛卻極為溫馨感人，會場中有很多人的情緒十分激動，甚至熱淚盈眶。音樂會後在她家還舉辦一個小小的派對，我從未去過她家，畢竟醫師通常也不作興去病患的家，但此次我去了，她的家不算大，優雅中流露著古色古香，一如其人。

音樂會次日，她即被送至急診室，咳嗽變得極難控制，X光片再次顯示她的肺積水程度幾達半個肺左右，從前的治療已告失效。在抽完肺水之後，咳嗽稍得控制，而疼痛卻在其它部位出現，由於神經阻斷療法僅能對一處一時有效，無法對全部的痛處發生作用，於是此時須給予嗎啡止痛，才能使她安靜下來。

她的氧氣含量開始下降，時醒時睡，其實她自己也知道時日不多，在我查房時，她握住我的手道謝著說，感謝我們完成她想要的最後一個演奏會！

在住進醫院的第三天，她過世了。聽說她年輕時，是一位頗有名氣的鋼琴演奏家，即使我們所看到的是一位七十多歲的老者，不過除了她的優雅談吐，散發出的藝術修養，以及她對自我人生的期許之外，也看到一位勇敢的藝術家堅守一生鍾愛的事業，並伴隨自己走完人生最後一程。這樣的一生，是不是才算得上完整？

不必急救？

每一個人必有他的開始，也必有他的結束，常常從結束點去看事物，或許態度與心情上可以灑脫些……

「不必急救」對多數華人來說，確實是一件很難在事先明確交代的事；但在美國人的世界裡，這個問題似乎一點也不難，即便事態嚴重亦然——其間之文化差異，顯而易見。

我的白人病患大約在六十五歲以上，退休之後，絕大多數的人都辦妥了信託，包括財產的分配、房子的使用及將來的繼承歸屬、一些未來醫療將面臨的決定包括接受急救與否在內，全交由信託人員或律師做好，而且在七十五歲以後，大多每一年會做一次更動。沒錯，這項安排固然會需要一些律師費用，卻是對自己最安全的保障，因為這些法律文件，必將對個人發揮最大的保護作用。

有些人不僅是在急救上再明確與詳細的意願說明，如：我如果患有情況不穩定的疾病，又面臨心肺衰竭，我不希望……，或是如果只是一般性疾病，我希望……；有人更加以註明：我如果必須被送入療養院，我不希望被急救……，或是表示在任何情況下，都不願被送至療養院的意願……這些都是病人自己的判斷與意願，最重要的還是要「做決定」。

美國人自小養成自己做決定的習慣，所以在美國出生的華裔孩子長大後，第一代的移民家長可能會受不了，常常不解子女怎麼任何事都自己做決定，為何不問一下父母親的意見呢？但可別忘了我們的下一代是在美國社會中成長的孩子，他們學著做他們的決定，一輩子都要為他們自己的每一步做決定。

反觀第一代的華裔移民，就有極大的差異，不擅為自己做決定，總是將權利交給爸媽、老師、主管……如此而來，一般人無法為自己做決定，太太在先生的權威下，沒法做決定，而長子不論情況如何，聲音竟可以壓過母親，哪怕長子還有三個年長且聰明的姊姊——這在美國是行不通的，丈夫之下，即是太太做決定，而非長子；惟母親無法做決定時，才由長子或長女做決定，而不論性別。

因忌諱反而造成日後糾紛

亞裔病人中特別是男性家長，在此方面尤其做得不好，不少人忌諱談論「不必急救」，視之為詛咒，當然也多不願建立信託或預立遺囑，更萬萬不會料到因為自己，而釀就日後不必要、甚至原可避免的家庭財務或醫、病間糾紛。

以下即是一個實例，我的一位老先生病人不但出現便血的現象，並斷斷續續地有兩個月之久，但他並未告訴任何人，直至一天昏倒在家，被救護車送進了醫院，經胃鏡檢查，發現他胃裡有腫瘤。

在斷層掃瞄下，雖無足夠證據顯示轉移，然而因其出血情況，必須動手術，在遵循他的所有家人同意後即執行胃的手術。

手術中，不幸發現在胃壁後已有穿孔，並有黏連到胃的後壁現象，如此一來，外科醫師決定不動手術，因為這一手術不僅常常不能切除乾淨，而且也有所謂愈開愈壞的可能性。於是在加以縫合之後，病人被送至觀察室。

不料，這名病人在觀察室裡血壓驟然下降，呼吸開始急促，醫護人員立刻給予急救，準備進行插管做心肺復甦。

他的女兒原是等候父親手術出來，卻獲悉父親的胃癌無法開刀，並緊接著發生心跳與血壓下降的變化，便向醫師表示，既然是癌症，又無法借助手術治療，「我們願意放棄急救的權利，讓父親平平靜靜地走。」

誰知醫護人員卻不表贊同，認為家屬的選擇不正確，因為病人有可能只是因為手術或麻醉而產生的暫時性影響，有些病人因年紀較大，比較敏感，但不表示救不了或救不活。

關鍵時刻，醫、病之間竟出現認知分歧的棘手問題！

救或不救，誰來定奪？

醫師要急救病人，而家屬卻堅持不要救，執意既是癌症，也無法開刀，為何還要多此急救一舉？活下來也是折磨，何不讓他此時離開，還可以減少許多的病痛？

醫師則告訴病人家屬他們無權做此決定，因為這是手術後立刻出現的病情變化，與癌症無直接關聯；然而病人的女兒非常的不高興，至於病人的太太因為恐慌，早已亂了章法，毫無主張了。

病人家屬氣憤地表示，醫院如果延長了父親的生命，而後又無法將其治癒，他們必不惜與醫院對簿公堂。

醫師不顧家屬的威脅，依舊依自己醫療專業的判斷執行急救行動。病人被救活了，並送進加護病房，插上了人工呼吸器。門外的家屬相當地情緒化，一再責怪著醫師，說病人難過，家人也難過，醫護人員未遵從家人意願，根本就是害了病人。

醫師解釋說，不是的，這是應該急救的情況；而家屬反駁說，你們到最後仍救不了他的癌症，他還是無法避免一死。醫師不厭其煩地表示，這是不一樣的事，兩者根本無法混為一談。

在那兩天之中，醫護人員受到極大的壓力，但非常幸運地，病人年事雖高，但復原狀況良好。他慢慢地恢復過來了，很快就拔了管，證明醫師的判斷的確是正確的，當時的他只是暫時對麻醉藥物的敏感而已。

病人恢復過來之後，家屬是既高興又煩惱，高興的是他們又見面了，全家人依舊在一起；煩惱的則是——日後的癌症治療該怎麼辦？

在這種情況下，由於病人的病情頗為嚴重，治癒率幾乎是不可能的，可是面臨復甦的關鍵，醫師做了正確的決定，而其家人卻陷於情緒化之中。

在生死攸關的時刻，病人家屬的極端反應自是無可厚非，但每一個人能否好好地想一想：這種「兩難」的衝突其實是有可能避免的呢？家人的決定是否符合病人自己的期盼呢？年紀大一些的長者，特別是年至六十之後，不論是否不幸地罹患了癌症、即將接受重大醫療手術，抑或身體依然硬朗，是不是都應該先將自己或家人日後可能面對的處境仔細地考慮一番呢？

「不必急救」的決定權絕對是病人自主性的抉擇，愈規畫清楚，愈有利於病人本身，只是當「急救」一事還涉及了醫療專業決定之際，自要另當別論——以醫師的最佳醫療判斷為依歸。

芸芸篇

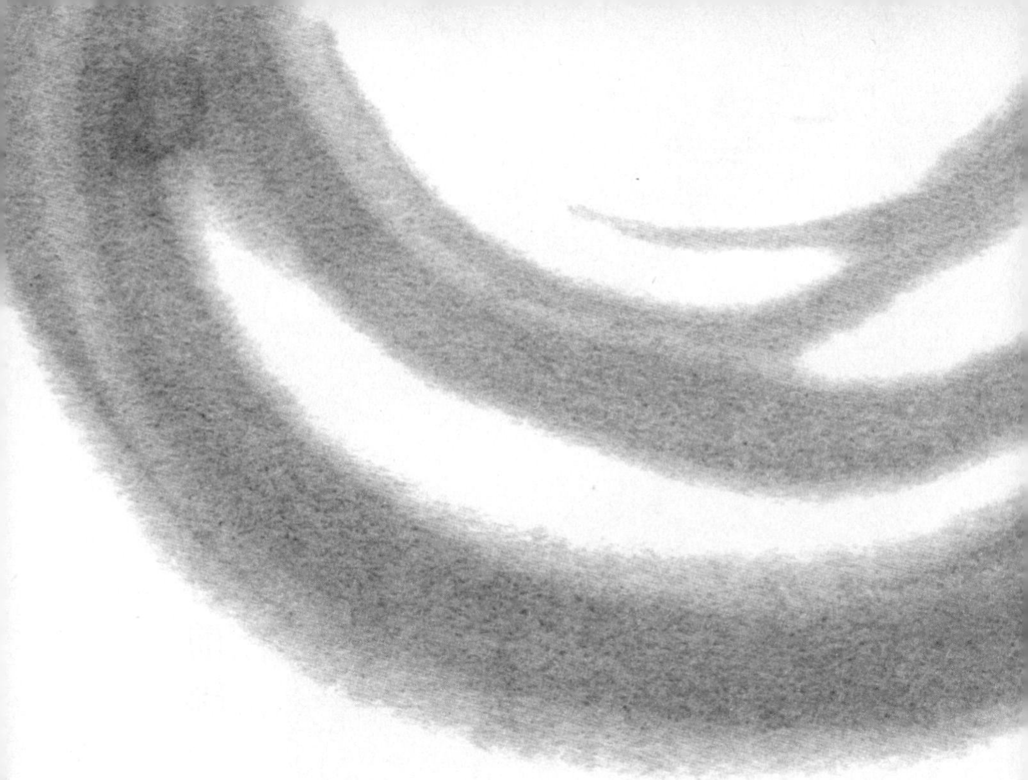

教育前線

愛拼才會贏？

教育本身就是一個過程，而非一個結果。

每學期我都要教一堂通識的人文課程，這兩年下來，也經歷了兩個年級了，對台灣年輕學子也有不少觀察。從趨勢來看，現在孩子的聰明才智真是高，跟我那個年齡相比，這個新世代遠遠超過我們，差別在於他們反應很快，而他們的多工特質，更讓我印象特別深刻。

個人的存在價值，絕對不是來到一個專業導向的學校學習一項技能而已，應該要培養寬闊的視野。我在很多場合，一直宣導這樣的理念！而身為教育工作者，我正好可以藉著大學通識課程，把握最後一次教育學生的機會，讓文化與知識再深化一次，推薦他們讀些特別的文學作品，或是學習如何活化文字的生命意涵。

這不是要他們成為文學家或作家，而是要學生知道這個世界有很多不同的表達方式，可以是音樂、美術、或文字，一個字可以涵蓋一個世界，一句話就能擁有一個天堂。這些都是要學習了解的，當了解了之後，才有能力了解人，畢竟醫學是與人息息相關的，如果沒有人文的深度或訓練，是很難了解人的。

而在職場上，最後評斷一位醫師的好壞時，專業只佔百分之五十。這些醫學生歷經了多年同樣的學習、考試、篩選之後，已相當地純化、一致，所以每個人的這百分之五十都很相似；最終的差異性，無非就在評斷那剩下的百分之五十，也就是「相容性」，與病患的相容性，還有與病患家屬的相容性，與社會的相容性。

好比一位病人對新治療方式的接受度低，不表示他就是懦弱，而是他需要更多的時間；另一個人很勇於接受新的治療方式，不代表他懂得的比較多，有可能他的個性其實是很大而化之，或者是非常信賴他的醫生。因此，如何與病患溝通，即需要了解文字、語意、病患背景等，了解事物愈深、愈多，愈有助於溝通的技巧。我盡力在校內宣導這樣的信念，期待能發揮一些作用，改變學生們的思考方向。

教育的本身是過程

學校老師經常批評我們的孩子上課睡覺，我反倒是不以為意，記得我小時候上課也常睡覺啊，閉目養神嘛，或是正在恢復昨晚熬夜的元氣啦……。

回過頭來看，現在的孩子還是值得我們多尊重些，即使大家都說他們是草莓族，有很多缺點，像是：比較軟弱、優柔寡斷……。但從生物觀點來看，這些孩子將來是要活到一百歲，所以他們現在不花些時間尋找自己的話，未來漫漫的日子該怎麼過啊？

我們現在的教學方式，雖是愈來愈靈活，但還是脫離不了那種夫子教育與大堂課的模式，但誰受的了啊？缺乏「個人化」的教育方式對於現代這些聰明的孩子而言，很難有吸引力。教導現在的孩子，一定要想辦法讓他自我學習，就是要在網際網路範疇中提供多元課程讓他們選擇。有些人喜歡慢條斯理的老師，有些人偏好表演型的教學方式，各取所需，讓他們發展自己；也要相信他們有能力做適當的選擇。要相信他們，尊重他們，讓他們有機會犯錯；我們不都是從錯的愈厲害之處，學得愈深刻嗎？

教育本身就是一個過程，而非一個結果。學位這個結果只是象徵而已。教育是品質的問題，不是量化的問題。如果還是沿用傳統的教育方式，配合我們的文化，面對這麼多元的外部刺激，內心更加空虛，未來的世界將會很偏頗。

有創造力的公民是社會發展的動力

因應這群多工的新新人類需求，現代的教育更需要改變！學校可以將教學從教室拉到教室外，從這個城市拉到世界去，善用網際網路，並且善用視覺意象，一切要走向模擬合成。

現在的孩子要給他們的教育是「看」，而非「說」，對於口說的道理，他們是聽不進去的。所以，在教育過程中，大量使用3D與模擬來做教材，從教育角度來考量，社會大學的再教育也是，畢竟現在手機已然不分年齡了。

以台北醫學大學為例，由老師邀來許多外界職場的專業人士，以對談或詢問方式啟發孩子；或是乾脆將教室拉到戶外。沒有了所謂的老師帽子，孩子反而比較敢發問。

還有一項我一直很想改變，但目前還做不到的，就是給分方式。在西方受教育時，不給分數的方式是被允許，甚至是被鼓勵的。事實上，成績也不一定要符合統計學上的常態分配，我們的職責只是在過程中，保持好的品管，而產品則是學生們的未來一生。

「量化」本身不是好的方式，但涉及到整個教育體制，教育沒有量化是不容易評估的，光是在家長那一關就很難過了。量化的成績也造就有一部分孩子被打壓，弔詭的是，這些孩子可能是最聰明的，因為他們想的多、想的細，抑制了他們的發展。綜合的結果，是我們的國民創造力愈來愈受侷限。

教育問題延伸到文化基礎上，現在與過去的教育方式，本質是相同的，大的文化格局與教育體制下，還是改變很少，只是將黑板、粉筆，變成了PPT簡報；講義過去由手寫，現在用電腦，可以很快、可以列印，網路上傳。

在塑造更好素質的公民之外，還是需要更好更佳創造力的下一代。

我不太喜歡聽到人家唱「愛拼才會贏」，為何不是「多想更會贏」呢？台灣現在正處在一個重大的轉捩點上，地理位置、歷史背景及文化傳承，有其存在的價值，但現在已不僅僅是贏與輸的問題，而是在存活與否之間。

台灣很小，未來要贏，一定是贏在創造力上，還是操作式的話，只能淪為廉價勞力。像荷蘭、瑞士，一樣很小，但沒人會歧視荷蘭，它在大英帝國之前就有東印度公司，創造第一個股票市場；誰會不尊重瑞士？聰明才智很早就已經掌控了這個世界，台灣要的是高度的智慧與創造力，才能讓我們的社會繼續發展。

教育是社會發展的第一步，如果不教他們思考、創造，如何能達到目標呢？

「滑」學習——演化？退化？

中國白話文大師胡適曾說，讀書須有四到：「眼到、口到、心到、手到。」然而，在以行動載具風行、手機幾乎是無所不能的觸控學習世代裡，要如何做到眼、口、心、手的四到合一，當手機沒電至少大腦不會斷電，倒是現代教育工作者需要深思的一大課題。

前一陣子負責教學，帶著實習醫師們一起去看病人，在走廊上邊走邊討論一些醫學問題時，每當我問他們一個問題，只見他們都有一個共同的動作——動作一致地自口袋中掏出手機，手指迅速地滑過，速度非常之快，幾秒鐘之內都能說出很多的答案。

看著眼前這一群滑手指世代的新新人類，不禁讓我想起我們唸書時，也是這樣的情景：當老師問我們問題時，我們同樣地忙著找答案，但從口袋中拿出的卻是一本《華盛頓手冊》（Washington Manuel），這是美國華盛頓大學出版的手冊，我們總要翻一下才能答出老師要的答案。

翻查《華盛頓手冊》的速度，自然無法與滑手機相提並論。同樣是針對老師的問題找答案，方式的差異會導致什麼不一樣的學習效應呢？

於是，我做了一個小小的測試。幾分鐘之後，我再問他們相同的問題，要求他們不能看手機，結果竟發現學生們變得很健忘，剛才看著手機答出的答案，現在卻因為少了手機的輔助，多數人的臉上出現的是一片茫然，甚至還帶有小小的尷尬神色。

這個情況讓我深有感觸，現在的學習方式真的與過去大相逕庭！在我們的年代，手機不普遍，都必須去翻查紙本資料，在翻查的過程中，或許十分繁瑣、不方便，但就是因為有來回翻查的過程，腦袋也同步思考，繞了地球幾圈，還包括整理與記誦，不知不覺地加深了印象，也就記了下來。

現在的年輕人幸運地生逢科技發達的時代，在滑指之間，幾秒鐘即可將幾十年、甚至幾百年的知識融於一個畫面之中，然而衍生出的問題是：當手指滑過，是不是也春過了無痕呢？如果知識全來自手指運動，少了動腦，沒有在腦中停留片刻，由於迅度太快，自然也缺少了整理與思考的機會，這樣得來容易的資訊，是不是也會很快地失去呢？

將手機用於學習，自是無可厚非，畢竟一機在手，在查閱資料時的確有其便利之處。然而，我認為「手機」在學習中，應該扮演的是人們大腦附加的小腦，但是現在的學生們竟把小腦當成大腦來用，腦袋裡沒有了貯藏室，而這樣的過程對於學習而言，真的是一大損失！

誠然，每個世代都有一個屬於他們的學習方式，我們也不能夠太苛刻於這一個現象。若依照我們過去方式，要寫出一篇立論恢宏的文章，可是要經過非常長的時間進行蒐集資料，歷經旁徵博引、同中取一……等過程，耗費的工夫可能是今天年輕人的十倍。

可惜的是，在享受電腦與網路帶來快捷與大量的資訊之際，年輕人往往被動地受限於不費吹灰之力得來的知識所給予的一切，而無法自其中繼續挖掘。

就我觀察，現代的學生有一個共同特徵：易「博」，但不易「雅」，將外在的知識再內化、深化；相較之下，過去的我們能夠「雅」，卻不大容易「博」，因為要達到「博」的境界，還要投入許多的時間才行。

因此，胡適曾說的讀書「四到」，「手到」在今天應該改成「滑到」，而如此的「滑到」學習方式，在未來的世界，必將賦予讀書「四到」更廣泛的意義。

學習與教學之方式皆應與時俱進

現在的學生使用滑到可能比他的眼到還來的快，先滑到，再眼到，但是口到與心到，可能就來不及到了。至於這種學習方式會不會對我們的年輕學生們造成障礙，值得教育工作者探討。

曾幾何時，觸控學習已成學習的新潮流。在滑學習的時代裡，考題是不是也可以變成滑行的？此外，教學的硬體設備也受到影響，因為所有的課程都在網路上，大家只有上線就好，不必再找地蓋校舍了。

當學習本身改變了，課堂上的面對面，已愈來愈次要；至於是在宿舍或在看電影時順便滑學習，也都不是重點了。

我認為滑學習最大的好處，是創造了更大的想像空間，並且充分的彈性運用時間，在這一點上，老一輩的教授也不得不認同，即使對學生滑手機找答案的學習方式仍是深不以為然。

所以，我教現在的學生總喜歡採用猶太牧師的方式，當猶太人去見牧師時，牧師最重要的工作不是給答案，卻會以啟發式的提問：那你說呢？你怎麼想？是這樣的嗎？還有什麼呢？要求信眾自己去找答案。

當手滑過之後，思考往往未同步，若能經由再詢問方式啟發他們思考，他們反而會自己去找答案，畢竟他們自幼受網路薰陶，資訊唾手可得，好奇心也重，如果直接給他們答案，很可能像手指快滑一般，得來容易，去的也快。

我們只期待新世代的醫師與科學家們，在成長過程中，當他滑行手指時，要滑得慢一些，將心思放得多一些，不是滑過就算了，還是要將這些滑出來的知識放進心中咀嚼一下、比較一下、分析一下，不要哪一天手機沒電時，大腦也跟著當機。

我的人生
操之在我

當八年級生陸續地擠進職場之際，耳邊有關 22K 的薪資爭議更是此起彼落，網路世代的職業技能也同時開始被眾人放大檢視——是「草莓族」、「媽寶」？還是能對自己人生負責，開創屬於自己新局的新新人類？我想，個中定律亙古不變：一切操之在己！

前一陣子赴美國開會，巧遇一位女計程司車機，短短幾十分鐘車程的閒聊，卻教我印象深刻，直到會議結束，這個勵志故事都還在腦海裡盤旋！

那天，出了華府的杜勒斯（Dulles）機場，依往例坐上了計程車，難得地，竟然發現司機是一位中年女性，從她的口音判斷應該也是外國人，經過交談，得知她來自衣索匹亞，顯然是一位難民，輾轉來到美國，並且得到政治庇護。

有趣的是，當她獲悉我的醫學背景時，高興地對我說，她的女兒今年即將從醫學院畢業，欣慰、驕傲之情溢於言表。她說，當年來到美國，女兒已唸國一，開始時，英文自然非常不好，在學校也需要很多輔導，幸好小孩學得很快，不到兩年光景，已是一口流利英文。由於家裡的經濟狀況不佳，住家附近環境也極度不理想，不乏吸毒、販毒者，所以女兒放學後，多數時間就到她打工的衣索匹亞餐廳做功課。

輾轉好幾年過去了，女兒到了高中，已養成獨立自主的個性，有一天突然告訴媽媽：她想進大學！「我非常驚訝，因為我與丈夫兩邊的家庭，根本沒有人念過大學。」這位女司機的先生是在衣索匹亞的內戰中喪生，家計就由她一肩挑起，當她聽女兒說出志向後，心情是既猶疑，又支持，猶疑的是學費，支持的是女兒的上進心。

慶幸的是，女兒的課業成績一直不錯，獲得大學四年的全額獎學金，但是在大學畢業前，女兒再一次讓她驚訝不已，說想繼續升學，而且目標是醫學院。她在驚訝之餘，完全不知所措，因為她完全幫不上女兒的忙。

女兒自己一手張羅，如願進入醫學院就讀。醫學院的競爭相當激烈，不易拿到獎學金，於是申請了助學貸款。在醫學院的求學過程，亦如每位醫學生一般的忙碌，即便如此，偶而還會利用課餘空檔去餐廳幫忙，賺一些零用錢，另外也到處兼差，為的是要早日還清助學貸款——「真是個非常有計畫的女生！」我不禁在心裡讚歎著。

在醫學院畢業前，女兒再次告訴母親想當外科醫生。當我下車找錢時，這位中年婦女司機轉頭問我對女外科醫生的看法。

現在全球的醫學生中，女生人數已經約占半數了，女外科醫師更是比比皆是，何況有很多科別更期待女性來做，像乳癌外科、婦產科等。「你想想看，如果一位婦女因尿道不舒服，究意是女泌尿科醫師、或是男醫師看診會讓她覺得更自在？所以，泌尿科的女性醫師也愈來愈多了。」我告訴這位衣索匹亞裔的女司機，要她完全不用擔心。

這對衣索匹亞移民母女的故事，既讓我敬佩，也讓聯想到另一個發生在我們校園的故事，同樣是——堅定目標，永往直前。

給予下一代自我摸索的機會

事實上，回台灣任職大學校長後，當校內師生生日時，都會收到我的電子賀卡，自然也有些人會回覆。前年送出去之後，竟收到一位女學生的回覆：「謝謝，明年我就要畢業了。」我接著又再送了一封email（電子郵件），謝謝她支持學校，並且問她：「What's next？（接下來呢？）」然而，她這次沒再回覆。

數月後，我意外地收到她的email，信中說去年看到我問的what's next時，頓時傻在那裡，驚覺一年之後自己要畢業了，竟然完全不知道自己的下一步是什麼。於是，她將我寄去的電子賀卡貼在書桌前，不斷地捫心自問，經過一年的考慮，她決定去當飛行員。她說，她已報名飛行員訓練課程，也已經通過了第一關的測試。

為了這一步，她考慮了很久，也斟酌了許多不同的可能性：運動、護理專業、飛行等，她有許多嗜好，但對飛行的熱情尤其強烈，於是著手開始上網蒐集飛行訓練課程資訊。雙親剛開始也很遲疑，最後決定給予支持。後來她來看我，「妳真是幸運兒啊！」我真心地祝福她：「不用考慮太多，只要全力以赴就好。」

相較於西方年輕人的獨立自主，或許東方新生代普遍晚熟，但在我們的周遭，應該不全是「媽寶」或毫無目標的年輕人吧？應該也不乏為追求夢想全力以赴的新人類吧？

身為家長，身為教育工作者，我們能做的，唯有多給下一代自我摸索的機會，以及創造一個塑造他們追求自我與引領自我成長的環境，就像我在美國華府碰到那位移民女司機想當外科醫師的女兒，還是我們學校那位找到自己當飛行員目標的畢業生，至少養成下一代成為「對內有自信，對外有援助，對未來有目標、憧憬」。

人生舞台

即使人生如戲，也要讓自己成為這齣戲的主角。

最近幾年在台灣的時間比較多，我發現了一個有趣的現象。應邀參加的大型會議愈來愈多之後，我有一個強烈的感受，就是在台灣、中國大陸，或整個亞洲都一樣，當一個人要開始致詞前，他可能要花上五分鐘時間介紹：張處長、王總經理、李主任……，等到整個唱名完畢之後，才開始說他很簡短的幾分鐘致詞稿。

輪到我時，我在想，如果我漏了一個人，他會怎麼想？又如果我不提任何一個人，是不是就不用擔心漏掉了哪一個人呢？

後來因為實在記不住他們的姓、全名，甚至有人更換工作職稱速度之快，讓我根本來不及記，還有人的頭上有好幾頂帽子，所以，我只好說：「各位貴賓……」

我常在想，不知會不會有人恨我，因為我沒有記住他們的名字，表示不重視他；但我更怕的是，因為忘了叫某一個人而失禮。

旅居國外三十年，也經常參加各類會議，但從來沒有這樣的困擾！因為當一個人站上講台扮演角色時，就只要把他講者的角色扮演好，不需要擔心這麼多的事。

東西方的會議文化差異

在西方，重視實際的事務是否完成；但在東方，我們卻要在意過程中是否扮演好角色？至於任務本身的達成與否，已經變成次要了。

而在這個會場中，還有許多有趣的現象，像一些比較重要的人，通常他們都會晚到，晚到甚至已經成為他們的一種權利，或是控制他人的一種方法，抑或是展現權力的另一種形態。事實上也真是困難，由於他們行程比較滿，不得不晚到，但因為他們的晚到，致使大家要忙著讓位，會場秩序也因此受到影響，台下一陣喧騰，而台上的演講者常常不得不中斷，這對台上的人來說，是不禮貌的。

然而，真有這個必要嗎？在美國時，我見到我的主管無數次出現在演講現場，因是晚到，他總是悄悄地進來，從不會理所當然地認為學生應該讓位；而在場的學生自然也不會刻意讓位給主管。

在美國，人數增加，會起立讓位的，多是我們這些東方的教授；西方人會認為既然晚到，就不該接受別人的讓座。

在東方人的生活中，有太多的繁文縟節，反而失去了追求生活的真正意義。就像在演講會場，真正的主軸是演講人的演講內容，但我們更重視的是鋪陳這些送往迎來，全體觀眾也必須配合演出。「學習」的本質目的不見了，卻像是一齣戲！

定位自己的人生價值

或許有人要說：「人生不就是一場戲嘛，何必如此嚴肅？」但就算人生彷若一齣戲，自己也要是自己這齣戲的主角。可惜的是，在東方社會裡，人往往身不由己，只能淪為別人的配角，無法成為自己人生的主角。

有些人因為長時間無法自己做主，也養成了心中無主的習慣，於是心緒四散。人的一生不是在找一個根本嗎？或自我價值？或一個方向？而我們的文化一直存在「以人為主，我為輔」的觀念，這樣的人反而在我們的社會被視為最成功的人。

讓我們就從個人開始吧，不要再任由唯唯諾諾主宰自己，而是要積極尋找自己的心要放在哪裡？更要自我定位人生的價值與方向，從個人進而擴大至家庭、社會，乃至政府，台灣的未來應該會更光明、更有希望！

激情過後……

每年三、四月可說是大學校園裡的國際學術交流旺季，不少國外學者專家應邀來台講學或訪問，二〇一四年，在學術之外，我邀請的幾位國外教授親身目睹了太陽花運動，也對台灣的大學生以行動表達理念留下深刻印象。

「飯店附近似乎很熱鬧，發生什麼事了嗎？」我邀請在美國求學時的指導教授來學校演講，恰巧安排他下塌位於忠孝東路一段的一家飯店，一天早上我去接他時，他這樣問我。

我將學生發起的服貿運動原由，大致向老師解釋了一下，「聽起來怎麼不太像學運，反倒比較像是社會運動？」我這位老師曾經歷美國六〇年代的反越戰運動，如今看到台灣學生為了反服貿走上街頭，讓他不禁想起五十年前的那段留著嬉皮式長髮、穿著格子喇叭褲的歲月。

「當時我剛好在加州大學柏克萊分校就讀，看著同學一個個都去參加了，我也無法置身事外，毅然決然地加入行列。」他接著說，家中長輩雖無法認同年輕人的示威抗議的行為，但眼見阻止無效，只能提出要求的底線——不能中斷學業。

他竟然興致勃勃地表示想到現場看看，所以我們就一路聊著走了幾個路口，來到中山南路，看到立法院門口靜坐抗議的學生人群，時空背景頓時跳過了好幾個世代，從當年美國反戰的情緒一下子拉回到現實：「這真是此行的意外收穫，我對台灣新生代完全改觀，他們勇於表達對政府的期望與堅持，的確不容易，而且還能運用他們熟悉的網路科技，一步步實踐他們的訴求，一心只為達成目的。」

然而，當他得知有學生不僅闖入立法院，甚至還衝進行政院，不禁搖頭：「我們當年參加反戰行列，本來也在反映同學們的理念，可惜啊，後來逐漸失了焦，淪為『毒品』與『性』的工具，讓許多人開始失望，就這樣陸續解散，一個個又都回到學校繼續未完的學業。」但他說，他從來不曾後悔年輕時留下這樣的一段回憶與經驗。

我清楚地了解我的指導教授這段話背後的涵意，在民主運動中，能夠自始至終維持「初衷」，是多麼珍貴的事；若從百年樹人的教育宗旨與角度來看，姑且不談對政府官員的衝擊，對多數民眾而言，又何嘗不是一次難得可貴的民主教育課呢？

在國外生活與工作三十餘年的我，如同我那位湊巧來台的美裔指導教授，抑或許多在台灣留學的外籍學生一般，同樣地感受到太陽花學運傳遞出來的那份震撼力。

多元社會應相互尊重與包容

當反服貿事件漫延開來，成為社會各界矚目的焦點之際，校園裡自然也彌漫著與往常不同的氛圍，外籍學生面對不斷地有同學前往聲援，以及外國傳媒開始報導，自然也注意到此項議題，甚至議論紛紛。

根據我的觀察，不同國籍學生對此次台灣大學生申張政治理念的行為，反應亦各有差異：美國裔學生在好奇之餘，普遍地表現出熱情的支持；非洲裔學生則感歎地認為：「台灣的年輕人真幸福」；至於來自東南亞的印尼與馬來西亞的學生們，卻顯得十分驚恐，詢問校方有無安全問題，是不是該打包回國避一下風頭……。

不可否認地，在我們的大學校園裡，來自國外的外籍學生少說有二、三十國以上，而校園只不過是社會的一個縮影罷了；在台灣，每一個人都應該會承認這個事實：我們生活的這塊土地，早已逐步邁向一個多元的國際社會。

然而，若要生活在一個多元國際社會裡，相互尊重與包容是人與人之間最基本的原則；而在民主政治發展的每一個歷程裡，「法治」與「理性」更是維護社會安定、進步不可或缺的條件。

近年來，亞洲許多國家像中國大陸、韓國或新加坡，乃至香港等，無不傾全力衝刺，不論是高科技、文創、商業經濟……等，軟、硬體發展都有令人佩服之處，已不容台灣再稍有怠慢、停滯不前了。

「太陽花」有著光明的意象，正意味著我們的新生代不再悲情，而以光明與正面態度看待他們的選擇，並且經由此次太陽花運動，來證明他們是能將理想訴諸行動的一群，同時還兼具號召力與影響力，絕非是大家口中一壓就扁的「草莓族」。數年之後，他們能否繼續以同樣的熱情，引領這個國家成長，而非只是一時的激情，我相信大家都有著相同的期待！

任何的群眾運動終有劃下句點的時候，即使難免留下傷痕，或在很多人的心裡烙下深深的印記，學生如此，政府更是如此！然而，激情之後，更重要的是——如何重新凝聚力量，攜手一起大步向前。

何以造就今日偉大——教育與學術發展的省思

最近去港澳考察教育，不論是啟用全新校舍的澳門大學，還是有著悠久歷史古樸的香港中文大學，均遇到許多台灣的教授，在熟悉中又夾雜著時空錯亂的感覺，以及港澳當地學生的英文口語能力，都教我感觸良多！

此行中，令我印象最深的是澳門大學位於廣東省珠海市橫琴島的新校舍，由於澳門大學的爭取，在擴展大學教育的大前提下中國大陸就這樣將珠江邊橫琴島的一部份土地設為特別行政區，撥給澳門大學使用。澳門還特別開了首條人車兩用海底隧道連接兩岸。

而嶄新校園中的二十九棟大樓，歷經兩萬名員工努力，不到三年時間，就平地起高樓，或許可以視之為行政力吧！不僅美觀，更是整齊劃一。但我卻不禁暗自想著：未來，世人在讚歎它們的壯觀與現代感之餘，是否也能認同這二十九棟相同風格且以任務導向同時竣工的建築？還是與我一般，心中留下一絲惋惜？畢竟教育是百年大計，校園建築也是最佳的人類發展建築史與生活史的縮影——看著清水模板的水泥樸實房子，乃至玻璃文物牆的光影反射，再混搭著簡單線條幾何的現代美學製作出來的空間，品味著一所學校逐步地自篳路藍縷，一直走向康莊大道的歲月軌跡——是不是更別有風味呢？

其後我又到了香港中文大學，校區座落在沙田山丘上，從新亞書院開始，後集結三個學院而成至今，校園角落有一方水池，恰可以遠眺外海小島，景致十分宜人，這個角落被叫「天人合一」，確也名副其景。「天人合一」是紀念錢穆先生當年創辦新亞書院，也是他最後一本的著作，取其名，思其人，用其景，表達他對整個環境的未來期許，而教育的最高目標，不也是在訓練我們的思維達到天人合一的境界，探索宇宙的奧妙？

港中大的校園景象與澳大迥然不同，每棟建築因為發展年代不同，呈現各種不同風格，有些儉樸，有些窄小，當然也有宏偉壯觀的建築，錯落有致，雖然不一，卻另有一番美感，畢竟大學教育是永續，昨日的簡陋造就了今天的偉大。

兩校各有千秋，澳門大學放眼未來，而中文大學因為過去奠定了良好的基礎，現正快速地起飛中。即使兩所大學的建校時間不同，外觀有異，但我們卻發現有一個共同點：就是很多來自台灣的教授，在親切感之外，不免有些時空錯亂之感，這些教授多偏向於文、史、哲、商、經濟、政治及法律等科系，少數也有生技專長。耳邊聽到的是台灣式的國語，談的多是台灣的制度，他們卻將所學帶到港澳地區，文化的同文同種，不僅讓他們能夠很容易地融入，更重要的是，也得到了充足的資源與研究經費，發揮所長。

教育人才出走國際的感慨

一方面替他們高興，另一方面也不免有些擔心，他們的年紀多在四十多歲上下，應正處於教育生涯中最大生產力與發揮的年齡，原本也該是台灣各個大學中流柢柱，擔任所長、系主任等行政職務。

不可免俗地，他們也都提及離開生長地方來此發展的錯綜複雜因素，極少是為了三到四倍的薪水，在輕鬆的交談中，不難發現他們對港澳提供的研究與教學環境極為滿意，高薪或許只是對他們努力付出的一個回饋象徵；有些是攜家帶眷，還要面臨小孩的教育問題，高薪不過是一些彌補而已。

很明顯地，他們在新環境中重新開展他們對教育下一代的承諾，以及他們在工作上受到的重視與成就感，更讓我深切地體會到工作前景對他們的吸引力，遠遠高於薪資。

事實上，不僅是港澳，還有新加坡、甚至是大陸內地，我們不斷地看著優秀的教育人才流出，令人不禁感嘆：「為何他們做這樣的選擇？是受限於台灣教育資源，而不得不做的抉擇嗎？還是台灣的教育體制中，哪一個環節出了問題呢？」

「挑戰自己」幾乎是他們一致的心聲！印象深刻的是在澳門大學住宿式學院的一位年輕老師，他毅然離開台大教職而加入澳大的原因，是因為在那裡他可以盡情施展所長，做他想做的事，二十四小時付出，當然他也因此得到應有的相對優渥薪資回報。

學生是我觀察到的另一個面向，在澳大與港中大時，也接觸了一些學生，我驚訝地發現他們的英文程度普遍地比台灣學生好，甚至可能好很多。誠然，港、澳地區要讀到大學不易，學生皆是菁英中的菁英，但以台灣的菁英大學中的好學生與他們相比，也不一定比他們強，讓我再次捏把冷汗，當我們銜接國際時，連表達能力都在弱化，又如何銜接？或許我們不能將台灣變成一個英文化環境，至少我們可以創造一個英文友善的環境，給下一代多一些學習與接觸英文的機會。

而從更正面與宏觀的角度來看，對教育人力流失的現象，或可不必太悲觀。地球是平的，在網路四通八達的時代，人的行動力已不受出生地或居住地限制，這些出走的優秀教育人才，有鴻鵠之志，天地為我，到哪裡都可以傳道授業解惑。但是若政府能有更佳的支持與配套措施，讓文化亦隨人才輸出，這樣的策略思維會不會更好一些呢？

追尋心靈的學習典範

每每在新聞中看到青年人輕生的報導，從醫生及教育工作者的角度，總是心疼地輕喟：「是什麼困住了他們？苦悶？迷惘？」除了生、老、病、死無法逃避的無奈，到底還有什麼阻礙著我們打開心胸，活在當下？

「苦悶」存在於各個世代，不分過去與現在，更不是現代人的專利，而未來的人的苦悶也絕不會少於我們。生於二十一世紀的我們，如何界定人生的苦悶？又該如何掙脫苦悶與迷惘的枷鎖，面對生活中的起起伏伏？

回想我們那一輩童年，既沒有玩具，生活也不富裕，但只要到河邊丟石頭，看到漣漪，就可以感到很快樂，當時的苦悶可能是找不到好的石頭是苦悶，或是打不到比朋友更多的連續漣漪。

而我們那個世代的年輕人，還有一個普遍的苦、共同的苦——就是戰爭，除了美、俄在豬邏灣製造的古巴危機，還有韓戰、越戰（註一、二、三）等，所以，不但學校排有軍訓課，男生畢業後還須服兵役，兵役時間則長到二、三年不等，這是目前很多服替代役的現代年輕人所無法想像的經歷。

對戰爭的恐懼形成心中的壓力

我記得小時候，有一天一位叔叔到家裡來，對著我說：「再過幾年，你們有可能要上戰場去打仗！」當時大人們都擔心美、俄的古巴危機真的爆發，戰火可能延燒到我們，因而心中對戰爭的恐懼與壓力，又再次被勾了起來。

記得從豬玀灣的古巴危機事件之後，心中就感受到我們的背後有著戰爭的壓力，而這份壓力到了我的青少年時期尤其強烈，每天早上從報紙上的新聞還會看到越共攻到金南灣，南越又擊退攻擊……，即使戰爭發生在越南，但比古巴危機更靠近我們一些，每一個年輕學生都感受到那份恐懼，教官也告訴我們受的軍事訓練隨時有可能會派上用場，成為戰場的求生技能。

在一次偶然機會裡，我到了一個軍事保養場，親眼目睹在越戰中被打爛的戰車，車身上的彈孔清晰可見，變形的車輛令人怵目驚心，對戰爭的感受更加深刻，好像隨時可以發生，而那份恐懼也形成當時許多年輕人心中沉重的壓力，生活上物質缺乏，加上精神上的壓力，沒有太多娛樂能轉換精神上的苦悶，我記得當時學生圈最普遍的娛樂，來自瓊瑤的小說與林青霞的電影。

每個世代都背負著不同的壓力與苦悶，相對而言，現在的小孩享受著豐富的物質生活，隨手可以取得各種資源，但缺乏那種烏雲蓋頂的緊張，反而進入另外一種迷惘！

物質多，人易於陷於貪婪，當貪婪占據了心靈，精神層面就變少了，再加上外界、親友過度的期待，以及個人心中的迷惘，年輕人很容易陷入萬丈黑洞，隨著外在環境旋轉，忘了自己是主人，失去心裡的平衡，更沒有了那份圓滿。

知止，定靜安慮德

在夜間，如果沒有一絲星光，哪怕你的目標近在咫尺，也會心生恐懼，只要一點微弱的星光，就算目標離你很遠，心裡也是篤定踏實的；而這星光無關遠、近，其實就在我們的心裡。

因此，現代年輕人在緊盯著手機與電腦之外，應該留些時間回歸本我，放開心胸，靜下心留意周遭值得觀察及學習的人、事、物。

靜下心，有了觀察力，找到心靈的學習典範，人心自然就不會隨著外界晃動。

填補心靈的典範學習無所不在，可以在書裡，在大自然，在萬物一切，無處不在；有些人願意彎下腰撿起地上的一個廢紙屑，有些人樂於伸出手扶他人一把；或許是仰望天空，望著一片落葉掉下來，享受四季變化，明白你與四季的關係。

不一定要到郊外才有樹，其實每個人的身旁就有樹；如果不觀察，這棵樹永遠與你無關。偶而靜下心，停下腳步，窗外燦爛的陽光，微風中搖曳的綠葉，書冊中美好的詩句，身邊親友的噓寒問暖……，生活中處處都有「美好」。

不禁讓我想起英國詩人威廉．布雷克（William Blake）的名詩：

「一沙一世界，一花一天堂；掌中握無限，剎那即永恆。」

To see a world in a grain of sand and a heaven in a wild flower, hold Infinity in the palm of your hand and eternity in an hour.（*William Blake,*

1757-1827.）

沒錯，當一杯水在靜下來之後，混濁與雜質自然也隨之沉澱了。

註一：豬邏灣事件（Bay of Pigs Invasion）發生在一九六一年四月十七日，象徵美國反古巴行動的第一個高峰。一九六二年又發生「古巴導彈危機」（Cuban Missile Crisis），因美國發現蘇聯在古巴部署飛彈。古巴危機被視為冷戰的頂峰和轉折點。

註二：韓戰，又稱「朝鮮戰爭」，一九五〇年至一九五三年。

註三：越戰，又稱「第二次中南半島之戰」，一九五五年至一九七五年。

尋找人生的平衡點

人生是什麼？我認為不外乎在追求一個平衡！平衡最美，平衡也最快樂。

人生好比登山，當你揮汗如雨地爬到山頂，享受眼前豁然開朗景致之際，而之前一路以來的辛苦與疲憊，都顯得不再重要，此時即是達到了「平衡」；人生也是如此，沒有永遠的順遂，常是從黑暗面出發，然而只要在過程中不忘初衷，努力突破黑暗，當你看到光明時，獲得的快樂，同時也讓你的人生達到了平衡。

傳統的中華文化賦予人的枷鎖，有時候未免也太沉重了，好像是一定要達到某一個目標，因而不斷地努力，然而一旦得到了，卻又開始失落了。

現在人是孤寂的，擁有許多現代科技的便利，反而少了很多人與人之間的互動，因為都成了低頭族，大家都將自己的情感埋在智慧型手機裡，溝通也都靠Line，或許大家可以利用卡通貼圖找到表達自己心情的方式，然而，貼圖終究還是有其限制，一個GOOD（讚）或SAD（傷心）的圖案是無法真正反映我們實際的心情，畢竟人類的情緒是有層次的，一個GOOD又怎能傳達你的GOOD GOOD（好上加好）情緒呢？

追求人生的平衡，其實並不難，就從「開放自我」開始吧！好比你走在路上，主動以微笑對著迎面走過來的路人，當對方感受到你的善意，這本身就有一份正面的力量；如果故意地瞪人家一眼，這力量自然是負面的。

因此，能夠給人家一個微笑，何嘗不是給自己一個微笑？回到台灣工作三年來，也重新見到許久未謀面的老同學、老朋友，這是旅居國外三十年來想做、卻相當不容易做到的事。重逢時，不免勾起許多陳年往事，明明過去的記憶不可能全都是愉快的，但大家了面，卻也都只記得開心、喜悅的部分，畢竟人性是善念支持後才能長久。

失落的自我價值

然而令人不勝唏噓的是，每個人都變了，增加了白髮與皺紋，想當年這些人曾也是年輕意氣風發地，都想離開家遠遠的；曾幾何時，現在一個個似乎都變得保守，成了守護家庭的長輩們，並不自覺地將自己從上一輩受到的束縛轉移至下一輩，甚至不亞於他們的上一輩而不自知；還有些同學老友都當了爺爺了，帶著孫子一起來聚會。看到陪同父執輩前來的年輕一輩，大多在三十歲左右，有著年輕人的朝氣，但對未來，似乎也都有一個共同點：年輕人特有的不確定感！

這與當年即將自大學畢業的我們截然不同，當時的我們想著畢業後的出路時，或多或少地會有一份安身立命的篤定；台灣現在的年輕人則不然，總有很多問號，對於社會能夠提供他們的機會，感到特別地不安，何況他們都是社會的中堅分子的年齡，面對這樣的他們，不免讓人要問：我們的社會或教育是怎麼了？

這三年來，或因工作關係，對年輕人的觀察特別深刻，也藉著教育考察、代表學校參加國際性活動，抑或一些醫學或研究相關的出差，有機會參訪許多國家，也與不同國家的年輕人有些接觸，卻對台灣的年輕人的那一份不確定感、一份不自信，有著特別深的感觸！這些不確定與憂鬱，似乎是來自小國寡民的自我侷限，來自自我的價值認定的缺乏。

在往返東、西方之間，我經常在飛機上思考：為何我們的年輕人要憂慮呢？難道是沒有找到自我的價值？還是我們的社會制度仍偏向保守，資深的一輩沒給年輕人表現的機會，甚至是從犯錯中的學習的機會？

失敗是沒有關係的，我們都知道惟有通過黑暗才有光明。

勇於檢視自己並接受考驗

再以我自己的經驗為例，旅居國外這麼久，再回到台灣，對我的人生而言，又何嘗不是一個轉折，一大挑戰？在美國，生活單純，環境簡單，同樣身為高階行政主管，同樣是管人的、管事的，然而台灣管人與管事的複雜度，遠比美國高出很多：在西方，大家或許也有意見不合，為一件事情爭得面紅耳赤的時候，但多會直率地表達出不滿，罵完了也就沒事了；在台灣可能全然不同，多數人拐彎講話方式的時候多，而直向說話的時候少。

因此，我將過去三年視為我人生中的另一種鍛鍊，看自己能否過得了這樣的修行、試煉。所謂：「本欲度眾生，反被眾生度。」你自認可以做這件事，說不定你可能做的比任何人都糟糕，因為你的心已失去了平衡，應該沒有人發心就是想把事情做壞，每個人都是想把事情做好，只是心為境轉，外境轉換了你的心而不自知，所以要經常自我檢驗，反問自己：我真的還是這麼平靜、平衡嗎？

行政管理的決策，總與「人」息息相關，如果不夠平衡，是有可能傷人的，我相信只要是為了整個制度的堅持，走向正確的方向，不是為己，最終還是能通得過檢驗；哪怕還是有人意見相左，幅度還是小的。

更重要的是，平衡的心也需要時時被檢驗，不斷地自己質疑與挑戰，否則也會淪於自我矇混、或自得其滿，而失去了誠惶誠恐。

所以，隨著年齡增長，我愈覺得自我檢驗的重要性，絕對不能疏怠惰，尤在台灣這樣地窄人稠的環境裡的修行，需要更嚴格的標準。

身處擁擠與紊亂人心的環境之中，我看到不少年輕人除了對自己的要求太多，還有太多來自外在的壓力，因此只好不斷地給自己設立目標，為了追求目標，又只能汲汲營營，最終不知為何而忙。

再者，多數人也都將得到結果作為目標，而目標如果是能輕易地達到，還能稱為「目標」嗎？目標本是不易獲得的，過程才是最重要的。過程也是日日夜夜的，在這人生之中，過程無非就是你如何表達自己，同時維持自己擁有一顆平衡的心的鍛鍊。

因此，現代年輕人該如何自求多福？我的建議是：給自己一個正確的人生觀，加上一顆平衡的心。

醫者之聲

溝通的藝術

醫病之間的溝通藝術，好比銷售藝術，不是課堂裡可以教導學習的，尤其是腫瘤專科面對的負面結果總是十之八九，更艱鉅的考驗也就油然而生了……

醫、病之間的溝通藝術，猶如銷售員與產品之間一般，優秀的銷售員有兩種：一種是他銷售的產品本身就好，如同錦上添花，好比一個傑出的銷售員賣得是賓士汽車；另一種是銷售員本身能力雖強，但其手上的產品卻不是那麼吸引人，因此如何使顧客相信他的產品呢？這箇中的奧妙，就是一個藝術了。

如何讓消費者大家了解產品或許不夠好，但仍有所值，取決於「銷售的藝術」；醫療不是銷售物品，但也需要建立在這種溝通的藝術之上，使患者不論面對的消息是好、是壞，都能欣然接受。

在醫學院裡，我們得到太多的知識：科學的、醫學的、社會學的……，可是在美國的醫學院有一個與東方國家醫學院較大的差異，即美國的醫學院比較重視溝通的藝術。

溝通的藝術往往不是在課堂裡可以教導的，美國的醫學院教學即使也包含有倫理學、行為學等，奠定學生在精神醫學領域的基礎，然而其中能提供臨床間醫生與病人之間的溝通，似乎不是那麼的多。

據我的觀察，在美國醫學訓練之中，醫師與病人的溝通藝術主要是建立於醫學院第三年與第四年，也就是轉至醫院從事見習輪值時期，在不同科別見習中，開始接觸病人，從而培養溝通的藝術。

當醫學生被送至指定的病人處，學生初與病人面對面，第一步最重要的是如何將自己介紹給病人：病人明知眼前的人只是一名小小的見習生，不是實習醫師，更非住院醫師、總醫師或主治醫師，但他是否還能不厭其煩地訴說自己的病情，以及病情的來龍去脈，皆有賴於一個互信基礎的建立。而在此段時期，住院醫師與總醫師都會不斷地給予指導與糾正，使學生從而掌握建立與病人之間的共識技巧。

反觀亞洲的多數醫學院裡，在這段見習期間，學生往往被灌輸對疾病的認知而已。

基於兩種教學方式的差異，養成的醫師在溝通技巧上自然有相當的落差，對癌症專科醫師尤其影響至深！癌症科醫師面臨的總是最不利的情況，所傳遞的訊息十個之中有九個壞，所以如何傳送訊息給病人，便是一項頗為艱鉅的挑戰！因此溝通的訓練，也成為重要的一環。

家屬與醫師有共識才能幫助病人

舉例來說，我曾有一個八十多歲的老太太病人，十多年前曾罹患早期肺癌，約在七、八年之後又得到大腸癌，由於兩次的癌症皆是早期，手術後即不必再做任何治療，復原狀況也都不錯。

她相信自己身體素來健康，即使動過這兩刀，之後依舊運動、注意飲食，基本上，是一位快樂的老太太。但是有一天，她有些不舒服——肚子痛，便開始尋求診療，當醫師發現她的肝臟有些腫大，不免心生憂慮，接著經由超音波又看到肝上有好幾個點，散布在整個肝上。

醫師對老太太表示其肝有些怪怪的，需要進一步的檢查，費了九牛二虎之力才說服老太太接受穿刺檢查，結果顯示這是一個腺癌。她當年的肺癌偏偏也是腺癌類，至於大腸癌，一般來說都是腺癌細胞。

她的肝腫瘤倒底是來自肺、大腸或肝本身呢?無人能知!因此棘手的問題產生了,第一要向老太太說明「她復發了」,再來卻要向她表示復發的來源不明,並且還要進一步地做測試。

這種燙手山芋,一般都丟給腫瘤科醫師,所以我們被要求參與會診,然後去看這位老大太。我知道我可以告訴她的訊息不但不好,而且也不多——一方面要爭取時間做測試,一方面卻還要告知她這個消息。

當我見到她時,首先讓她瞭解我是來幫助她的,同時我並不想做些什麼,只是想了解她肚子不舒服的原因倒底是什麼,因為我們不能繼續讓她不舒服。在這一點上,我們很快地即達成共識,因為我們的重點是解決肚子不舒服的來源。

我並未與老太太多談她的癌症復發的事情,畢竟第一次見她,並不適合談論此一問題;但我轉過身來,就將她的女兒叫到病房外,告訴她女兒有關切片的診斷,確定是癌,不過仍需要時間證明屬於哪一種癌症。

當然，家屬有其壓力，是緊張的，但重要的是家屬必須了解全盤的真象，而這些事情卻可以慢慢地再告訴病人，病人最終還是要了解事實，只是步驟上，不一定須要與家屬一致。惟有家屬與醫師站在同一線上，才能同心協力幫助病人；假如連家屬都不知道病人的病情，病人又必須先被蒙在鼓裡，醫、病之間將如何合作呢？所以我們需要有合作夥伴——病人最親密的家屬。

溝通前先了解病人個性

老太太的家人十分明理，子女馬上明瞭我們的立場，並且同意進一步接受測試腫瘤的來源——肺或大腸？其實二者都有可能，型式也可以相同，即使自臨床的型態與時間來分析，比較傾向來自大腸，但沒人可以肯定地如此斷定。

在第二天與第三天查房時，我還是必須爭取與老太太溝通的機會，就算特殊測試的結果不是這麼快可以得知，但我依舊要與她聊聊，了解一下她的個性。

在聊天中，不難發現她其實是一位鬥士，既不服輸，也樂於學習、與別人配合，並非一個故步自封的老人家。年輕時她遭逢中日戰爭，逃到大後方的她雖非四川人，卻在四川學會了四川話，然後又從四川到了廣東，因此學會了廣東話，輾轉到台灣後，後來連台語都琅琅上口了。

老太太或許識字不多，談吐也不十分清楚，我卻可以立刻判定她是一位肯奮戰不懈的人，如果得知自己三度罹癌，絕不會輕言放棄與癌奮戰的機會。

相對地，如果她告訴我的歷史並非如此，我也會明白她不是鬥士，對於原非戰鬥意志堅強的人，當然不太可能在八十多歲時來個一百八十度大轉變，搖身成為鬥士！此時的醫師，十之八九都應該知道如何拿捏溝通的準則了。

我了解她，也要讓她了解我是「腫瘤科醫師」。當她在第二、第三天知道我的專科「Oncology」中文是「腫瘤」的意思時，臉色雖有些改變，但還是表示自己曾看過腫瘤科醫師；而我也略為透露對其病歷的了解，表示知道她不僅看過腫瘤科醫師，並不只一次打敗癌症，「妳已經打敗了兩次癌症，所以勝算比任何人都來的好！」同時打氣地說，她再次打贏的機會很高，因為有人一次都打不贏，她卻贏了兩次，並且又過了這麼多年。

她聽了之後顯得十分高興，在這一點上，我們倆似乎又多了一層共識——她是位鬥士，而且還是位勝利者！就算她對我的「Oncology」有些忌諱，仍欣然接納我成為她的醫師，並未將我踢出門去。病人不願面對現實，並將醫師趕出病房的例子，絕非罕見！

測試結果約在四、五天之後出爐，確認她是大腸癌轉移至肝。有了結論，即必須討論接下來的治療方法。

我一得到測試結果後，並未逕自將訊息傳遞給病人，而是先召開了一次他們的家庭會議，將其兒女與主治醫師聚集一堂，正式宣布這個結果。

既然是復發，而且轉移至肝，情況自然嚴重，我分析了百分比、治療方法、方法的選擇及可能的治療結果、未來發展的可能、需要多少的家庭扶持（包括治療中是否能開車、是否需要居家護士、有無止痛需求、營養的注意事項……等），我們逐一討論，雖然花費的時間較長，可是這遠比日後一而再，再而三地大家質詢彼此，實在要省時多了。

家屬得到共識，醫師得到共識，於是我轉過頭來與病人再尋求另一個共識。老太太在過去五天中，已知我在等候測試的結果，當她再看到我時，劈頭就問：「你找到你要的東西了嗎？」

看到我點頭，她又追問是什麼東西，我便順勢賣了關子讓她猜猜看。她沉吟了一會兒說：「我想是我的肚子不好，問題一定來自我的肚子。」我稱讚她猜對了，並告訴她像她這樣聰明的人，一定還要再贏一次。

老太太說得沒錯，大腸轉移至肝的機率，遠比肺轉移來的高，何況她的肺癌發生在十五年前，大腸癌則在七、八年前，雖都是早期，不過以轉移模式而言，還是大腸癌最有可能。

選擇病人可接受的名詞告知

於是我告訴她大腸癌搬了家，現在搬到肝的地方去住。對於一位八十多歲的人，或許要避免「轉移」、「復發」、「侵襲」、「穿入」……等駭人的字眼，而選擇使用比較可以接受的名詞，以輕鬆的語調、愉快的心情來傳遞訊息；但這不表示我們對四、五十歲的病人也需要如此。中年病人多不難建立共識，因此倒不如直接了當地告知病情真相。

老太太知道她的大腸腫瘤搬至肝臟，於是又問我：「它搬家之後，是不是肝癌呢？」我連稱不是：「搬了家，並不代表妳就是得到肝癌，妳仍是大腸癌，與其他的人沒有兩樣。」她聽了頗為高興：「聽說大腸癌比較容易治療？」我也應聲答道：「對，大腸癌的確比肝癌好治些。」

老太太此時開始想進一步知道治療的方法：「怎麼治呢？」我一方面告訴她化學治療的重要性，另一方面也告訴她現有其它治療選擇——服用口服藥，療效未必比打針差，這對八十歲的年長病患，不失為一個好的選擇。

她大致都了解了，但我們還是要詳細地解說所有的百分比，既便這個百分比不是她能記得住的，幸好陪在一旁的兒女事先都已弄清楚了，不會在這節骨眼上隨便插上幾句難以回答的話，以致讓整個氣氛僵掉。老太太想了一下後說：「好吧，那就治療吧！什麼時候開始啊？」我回答她有兩個選擇，一個是先回家去，然後再回醫院治，另一個是即刻展開治療。

她聽後便說：「如果我六月份打算回大陸探親，是不是愈快治療愈好呢？」我告訴她，如果她有此計畫，現在就應該開始好好地治療，屆時，將可在一個很好的情況下出遠門，所以「我們的治療目標必須趕快定下來，六月回大陸去。」就這樣，她展開了她的治療，而短期的目標就定在六月探親。一旦有了目標，人的信心就好像建立了，路也變得好走些。

關鍵在於營建醫病間的信任關係

如果我們之間沒有適當的溝通，這個病人的情況會變得如何呢？我們可能面對的是一個「堅定不移」的老人家，因為過去曾打倒過兩個癌症的強烈自信，而使她可能會拒絕進一步的治療，或者不再考慮其它任何的治療，甚至自此不再出現在醫院。

所以溝通的藝術，關鍵在於營建彼此的信心、關係，尋找共識從而拉近醫、病間的距離，並且為病人建立一個人生目標，哪怕只是六月份去大陸玩玩，也都是非常重要的目標。目標的建立可分為短程、中程及長程的，但在一步步的達成之中，短的變長了，長的也就變得更長了。

我的另一位肺癌病人，年約六十餘歲，一發現患病時已有腦轉移及肝轉移了，情況極為糟糕，但在與這位病人溝通時，我卻是十分的直接了當，因為她明白地表示自己已知罹癌，要求醫師告知所有可能的結果。

我詳盡地告訴她所有的可能性——百分比、療效……好的、壞的，全盤托出，毫無保留。當她獲悉所有的百分比之後，流露出的是欣慰與安心，畢竟醫師向她說實話，內容也都有醫學根據，並非含混帶、支支吾吾，或是似是而非。

雖然我們很容易地達成共識，但是治療本身對她來說，可不是一件容易的工程，她需要放射治療頭部與肺部，還需要化療，需要做好多好多的事，因此當我得知她最關心的是女兒預定在年底的婚期時，我便告訴她：「只要妳堅持，一定能看著女兒走過紅毯的另一端！」

而她的女兒體諒母親的病情，在旁表示願意延後婚禮，卻被我建議「千萬別這麼做」，我告訴她要依原訂計畫結婚，而且這是我們最重要的短程目標：「你的母親將會盡一切力量將自己吃得胖、吃得好，接受治療，養好身體，為的是把自己打扮得漂漂亮亮，陪著妳走進禮堂。」

一個腫瘤科醫師在推銷一個不被看好的產品之前，必須先將自己準備好，然後再傳送連一般醫師都不忍心的最差治療訊息。

癌症專科醫師尤其要深刻了解「人生契約」的道理，一個人在出生的剎那間，已簽訂了人生契約，醫師不必扮演上帝的角色，更不能以上帝來裝束自己；我們所能做的，只是扮演好醫師的本分，做上帝的一顆小小螺絲釘，恰如其分地將角色扮演好。

至於人能活多久，我通常不喜歡預估，因為此事每次說短了就變長，說長了就變短。百分比是自整個人群蒐集而來的數據，這個數據只用來溝通，並非預測，所以戲劇裡的醫師告訴病人僅有六個月的生命，也不過就是演戲罷了。在真實的生活裡，我們與病人溝通時，卻是說「百分之十五的人活了五年，百分之五十的人活了三年，平均是九個月……」。

上述的數字都是百分比，都是平均值，而絕對不是說某一個人就是這個數字，因為哪有一個數字能適用所有的人呢？即使弧型曲線的常態分布是人生的必然，但是屬於曲線的左邊百分之五，抑是右邊的百分之五，又有誰說得準？惟有那張人生契約！醫師可是無從見著的啊。

身為醫師，根本不需要以英雄自居，重要的是能提供最佳的醫療服務以延長生命，並且保持應有的品質，而這一切都須以非常好的溝通技巧及開放的溝通管道作基礎，方可達至最佳效果。

從「心」開始——漫談癌症癒後治療新概念

癌症存活者是否夠健康，心理狀況尤其關鍵，因此心理醫生在現在的癌症治療中，愈益扮演著重要的角色，特別是癒後治療（post therapy）時期。

這幾年，隨著醫學的進度，癌症患者存活率也大幅提高，因此我們在治癒病人之外，甚至還強調「存活率」（survivorship）。對於癌症治療，有時候「心理」重於「醫療」！以婦女的第二期乳腺癌為例，目前經過手術、化療、放射線與標靶治療之後，即使五年存活率都已達到百分之八十五以上了，但總是有人會問：我會不會恰好就是那另外的百分之十五呢？

很多病人能比較樂觀地面對它，認為自己應該是這百分之八十五的人，往往就真的是在其列；反之，如果一直悲觀的擔心自己是那百分之十五，事情往往就會真的發生——變成不幸的復發者

我在美國行醫時，有一位病人罹患了非常簡單的二期乳腺癌，卻在治療完畢後不幸離婚了。「離婚」在乳腺癌病患中是十分常見的壓力（stress），加上這位病患本身就是一位多愁善感的人，所以不到兩年的時間，竟意外地發現了轉移。但如果我們相信所有的統計學與分子標靶，以及她的基因檢測的結果，她都不會是落在百分之十五的那一群。

我對於這樣的病人，特別關心，很想理解，到底是我們的科學證據不足？還是因為其它外在因素如壓力等所致？

誠然，科學的不足是推動醫學家不斷努力的動力，但是在病患心理狀態方面，我們相信是可以透過心理治療與輔導來減緩的。

有些病人會在治癒之後仍需要持續追蹤，不像一般傳統的癌症治療，病患於治療完畢即算告一段落。這是最近醫學特別重視的一環。在治療期間，病患有來自各方的高度關心，心理狀況也會得到高度的關注，比較不令人擔心；至於影響癒後期復發的因素，確實與心理狀態有著密切的關係。

所以，現在的腫瘤治療多會將心理專家納入，特別是在後段的治療；在病患後期的追蹤中，會安排他們定期與心理治療師會面，在輕鬆安靜的環境中，沒有電視、電話或任何外在干擾，希望病患可以自在地向心理治療師傾吐他的壓力。

漸漸地，台灣也開始發展這樣的癌症治療方式，很快地我們發現：每當我們的病人能夠與心理治療師討論他們在治療後所面對的憂慮，很明顯地可以看到病患的憂慮常出自對家庭的責任感，並非僅是他們自身病痛而已。所以，每每看著我的乳腺癌婦女病患，總在感佩他們深切的母愛，以及為家庭或子女犧牲奉獻的女性高尚情操之餘，心中還留有幾許不勝唏噓。

負面情緒的累積是不健康的

談及男性癌症病患，自然是以前列腺癌為例。一般而言，由於前列腺癌病患的年齡比較偏高，加上傳統東方文化或社會長期以來對男性的要求，讓他們已失去勇敢表達情緒的能力，更不太可能主動向外人吐露埋藏在他們內心的喜怒哀樂、抑或揭開自己脆弱的一面，當然也包括心理醫生在內。

殊不知這樣的情緒累積是極為不健康的，如果不能適時處理與抒發這些負面情緒，當它們逐漸累積，即可能演變成生理上的定時炸彈。

在癌症患者治癒後的各種情緒中，最主要的莫過於對復發的恐懼及對生命的不可預期，乃至於延伸到他對家庭的承諾，有些人還有社交或經濟等因素，即使有全民健保，但標靶治療的藥物並不便宜，因此經濟的壓力致使他們不敢做很多人生的抉擇。

對比鄰近的新加坡，台灣的病患相對還是十分幸福的！新加坡同樣也有很好的健康保險，然而他們的健康保險採總量管制概念，倘若一位中年婦女不幸罹患乳腺癌，需要使用標靶治療，在用完她的配額之後，就必須向她健康的先生或孩子借用他們的配額，一旦家人的配額都用完，就必須面臨自費的狀況，因而病患不僅要與病魔搏鬥，心理上往往還要承受極大的罪惡感。

我曾經與新加坡的腫瘤專科醫師討論這個問題，他們同樣無解，其中一位醫師的太太也罹患乳腺癌，用盡家中所有的醫療保險配額，但身為醫師的丈夫卻也莫可奈何。

由此可知，有些病患的心理壓力並自己創造出來的，而是由很多潛在的外在問題所產生的。例如，我的另一位病患，她的小女兒有嚴重的密閉空間恐懼症，幾乎不能出門。因此在她生病期間，不得不將照顧小女兒的責任轉嫁到大女兒身上，大女兒因一時無法承接這突如其來的責任，立即表示她要住校，即使就讀的大學離家僅二十分鐘的車程，讓此位罹病的媽媽十分不諒解。

後來，還是透過心理醫師的協助，了解這位病患心理狀況的全貌。經由每一個人傾吐心裡的困境，進而了解彼此、接受彼此。畢竟，我們每一個人的心靈空間既可大也可小，當它塞得滿滿時，自然顯得很小，一旦向外傾倒乾淨，頓時又變得很大了。

或許心理治療師的溝通與聆聽，不一定能夠完全解決病患正面臨的問題，至少心理治療師可以聆聽病患的心聲，了解壓力的來源，甚至能協助病患將問題一一列出，或排出輕重緩急順序·或尋求可能的解決之道，協助病患維持心理平靜與健康，保持樂觀與積極的態度來面對癒後的生活，不可諱言地，對他們的存活率來說確實能發揮關鍵作用。

細說幹細胞——道眾家之紛紜

科學家：在目前的宇宙裡尋找未來
宗教家：尋找的未來卻未必在現有的土地上
芸芸眾生：走在既有道路的叢林之中卻無目標可尋

科學家一如所有人類文明的領袖，有著孤寂的一生，而孤寂的一生是他們的選擇，也是他們所付出的代價，受益的卻是千千萬萬的人類！

然而，科學的演進為何總不免會出現一些社會的阻力？畢竟科學家屬於一些預見未來的人，素來就不是人群中的主要社群，他們總是站在黃鶴樓上看著條條大路，卻不知道人生該從何處走，也不曉得未來的文明該走上哪一條路！？只是憑著他們最接近真理的方式思考，並選擇一條最適當的路走下去，在這過程中，永遠是高處不勝寒的，永遠是過盡千帆皆不是的，然後才會有一天說：「驀然回首，卻在燈火闌珊處！」

即使科學家扮演著先知的角色，卻也毋需誇大，因為他們多也不認為自己是先知，但基於尋找未來的立場，難免與現今社會的一般人在角色及看法上有衝突：一個在看未來，一個看現在；一個尋找道路，一個走在道路上。而身陷叢林裡的人如何料想得到未來能開出一條馬路來？科學家又如何與一般人互有共識呢？

如能明瞭這樣的背景，對於每次一有科學演進時即會爆發論戰的場面，自然也就見怪不怪了。約二十年前，《科學》雜誌封面上有一隻老鼠，背上長著一隻耳朵，這是人類耳朵基因克隆（複製）在老鼠身上的結果，這對科學家而言，是相當興奮的突破，但在衛道人士眼中，簡直是離經叛道，對宗教家同樣造成震撼與恐慌。宗教最重要的是尋找未來的一生，但這一生並不見得在這片土地上；科學家也在尋找下一生，而這個下一生則實實在在地存在這片土地上。

所以宗教家與科學家在某種程度上也是對立的，因為宗教家的宇宙是超越科學家所知宇宙的宇宙，科學家只在宇宙內尋找，宗教家則在宇宙外尋找，唯一相同的是「二者同在為人找出路」；至於其他的芸芸眾生，則完全不在找出路，而是行在已知的路上。

當骨髓移植也行不通時，怎麼辦？

由於各個社群的背景差異如此之大，看法自然也會有很大的衝突，胚胎幹細胞在最近二十多年來，益愈獲得醫學界的重視。最早的「由骨髓移植方法來看是否能拯救血癌病人」，來自二次大戰在長崎與廣島投下的原子彈，這兩顆原子彈不僅是一場戰爭的結束，事實上也是人類新文明的開始，這個開始除了遭政客們用來作政治冷戰，以及核子的相互恐嚇籌碼外，卻也成為科學家的新啟發，由於長崎與廣島兩地有很多人患了癌症，特別是血癌，這些血癌患者因為骨髓幹細胞受到侵害，不再能產生正常細胞，反倒造成大量繁殖，乃至於侵襲，導致癌症。

當科學家欲進一步處理這些癌症時，卻已無法使用病人已有的骨髓了，因此考慮將別人的骨髓放進去。諾貝爾得主唐納·湯姆斯（Donald Thomas）也是近代骨髓移植的先驅，當時是一名軍醫，看到此一情況後，首先以狗實驗，將狗的骨髓放進被放射線照過的狗體內，結果非常好，然而在進一步的人體實驗中，立刻發現行不通，當時並不知道原因，而在很多年後，方知人體的白血球細胞上帶有一個特殊的型號，這個抗原統稱HLA，也就是組織相容抗原，相容抗原必須配對，移植才能成功。

到底移植的是些什麼細胞呢？這是接踵而至的問題了。從捐贈者身上的骨髓得到很多細胞，這些細胞被放入病人體內，如果成功了，細胞就慢慢繁殖增加，自可逐漸恢復健康。仔細就捐贈者蒐集來的細胞分析：很多是成熟的紅血球，有一定的生命周期，它們超過不了一個月；很多是成熟的白血球，它們超過不了一個星期；而這些細胞經移植後，很快地在生命周期中相繼被退化掉了，至於是什麼細胞留下來，造成細胞的繁殖呢？答案是「幹細胞」！

幹細胞是人類的「種子」？

幹細胞是從骨髓捐贈者中取得的眾多骨髓細胞中特有的一群細胞，也就是說它們會增殖、成長、分裂，然後逐漸從不成熟的細胞，變成成熟的細胞，再從成熟的細胞變成凋謝的細胞，因此幹細胞是活的，可以不停地產生，使得成熟、增殖、分化、成長、凋謝的系統得以循環不息，如此一來被移植的病人即擁有生生不息的骨髓細胞，而無用罄之虞！如一言以蔽之，幹細胞即「種子細胞」。

這幾年因為人體基因計畫的緣故，對幹細胞的認知自無法同日而語，似乎愈來愈了解到其實很多的幹細胞都是相通的。

在人們的肝臟裡，很早就知道小嬰兒出生時，肝臟本身會造血，會製造紅血球，但造血功能隨著肝臟的成長後就中斷了，中斷並不意謂著沒有，僅是它的基因被關閉而已，在某些病態的情況下，還是能看到肝臟可以造一些血，於是了解肝臟中一定仍有造血的幹細胞，所以找到了與骨髓幹細胞類似的基因。而這個基因存在於肝臟細胞本身，並非一個獨立的細胞，至此進一步地知道製造肝臟細胞的幹細胞，與骨髓的幹細胞是類似的、相同的，當肝被切掉一塊後，肝又會再生，並且在再生的過程中發現肝的幹細胞是如此的充分、活躍，乃至於分化為肝細胞、膽管細胞，進而形成一塊完整的肝。因此這些肝的幹細胞與骨髓的幹細胞有極大的相似性，均會增加細胞數量，也會分化成不同的細胞、組織。

複製與移植器官全靠幹細胞？

於是科學家又提出更進一步的問題：是否人體所有的幹細胞都是一樣的呢？從演化與胚胎的過程中，理論上應該是的，至少很多的器官是分享同一個幹細胞，因為胚胞的分化，分為內皮層、中皮層、上皮層，中皮層產生肌肉、骨骼、循環等，內皮層產生一些消化、肺臟、肝臟、胰臟……，在這些過程中，至少可相信的是在分化這些胚胎皮層時，可能都有一定的幹細胞，而中皮層所形成的肌肉與循環的血管等，它們的幹細胞應是非常接近的，即使不是一個幹細胞，至少也是有幾個幹細胞，在它們進入不同的器官時，加以特殊的演化，才產生獨有的器官幹細胞，不過在每一個幹細胞裡，卻仍留有當年胚胎時期帶有的一種共同性，如今這些共同性可以在許多成熟幹細胞中發現，像脂肪、血液……都還在研究中。

在深入研究幹細胞後，即發現連神經的幹細胞也都與其它幹細胞有非常類似的相容性，如此說來，如能找到幹細胞成長與分化的祕密，即可做很多的器官移植，彌補器官移植不足所造成的遺憾，以現有疾病的「老年痴呆」為例，痴呆是因為退化，如果看核磁共振圖像，不難發現老年痴呆患者的皮質變的很薄。其實神經原本分為九層、十層左右，現在卻多變薄了，細胞變少了，因為神經細胞不易再生，如果將我們知道的幹細胞放進去，讓它生生不息，豈不就可以挽救退化的腦！

同樣的，脊椎受傷以致癱瘓的病人，脊椎細胞無法再生，所以無法將大腦的訊息傳遞至下肢，是否能夠在其間放進一個通路，就是幹細胞，讓它們成長以後，然後再將這條道連接起來呢？這或許也是一個辦法啊！但之所以目前仍無法做到，即與幹細胞的研究「須自愈年輕的細胞愈易找到答案」有關，胚胎自然是最年輕的細胞，卻因取得方式受到極大的限制，以致研究遲緩不前。

了解幹細胞的功能與純化幹細胞愈多，將使之猶如一個有用的貯水庫一般，必對人類的疾病，特別是器官方面，貢獻極大！現今，以日本為首的工程基因「誘導性多功能幹細胞」（inducible pluripotent stem cells, iPSCs）對健康的人與各種疾病的治療，都帶來更有潛力的治療選項。

誠然，癌症的治療也可以利用器官移植的辦法，肝癌患者須找一個移植的肝來更換，但如果不論如何地破壞，也都有其它的方法補償，問題即可小了許多了。在肝移植前往往需要先藉著一個豬肝來洗掉很多有毒物質，而後再進行移植，若能利用肝的幹細胞以再生一部分的肝，就可以不再需要豬肝了，當然這些也需要時間並進一步地了解幹細胞的生長速度是否夠快。

面對幹細胞的議題，科學家與醫學家著重在如何了解幹細胞，發揮它的功能，做為新器官的取代及治療工具；但宗教家與社會倫理衛道者擔心的是什麼呢？他們擔心的角度又有何不同？

宗教界擔心上帝的萬能

宗教家擔心的是：如果一個人能夠製造器官，即從細胞的水準升級到器官的水準，因為自細胞進入至組織（組織只是一群細胞），再更上層樓成為有組織的組織，即是一個器官，好比是心臟，瓣膜是組織，心臟則是器官，而瓣膜的細胞只是單一的細胞，所以如能從單一細胞成為有功能的組織，乃進而成為一個器官或一部分的器官，離複製人類已不遠了。

事實上，目前在複製人的技術上已不成問題，只是複製與否罷了。複製桃莉羊時，取的是母羊的卵子，與其上皮細胞做為精子的替代品，因為胚胞來自精卵的結合，而卵子是最大、最重要的遺傳訊息一部分，精子則是提供它配對的另一部分，精子這部分可以任何一個細胞核來取代，於是科學家以羊的上皮（表皮）細胞取而代之，成功了，精卵結合了，桃莉羊出生了，只是牠卻老的快，因為牠有一部分的細胞來自成熟的上皮細胞，而未具有幹細胞功能，所以老化速度加快。

如今，如果給桃莉羊代替的精子，其精核是幹細胞成分，而非成熟的上皮細胞，這隻桃莉羊或許可以長生不老也說不定？！

在重複桃莉羊的老鼠實驗過程時，也發現這些老鼠老得快，多疾病，所以我們知道卵子本身具有幹細胞特性，當放進去代替精子的部分缺乏幹細胞特性時，即會使牠們老得快，死得早。

桃莉羊是醫學的新里程碑？抑或人類自取滅亡的起點？

當複製人的可能未來一步步逼近時，對社會的衝擊之大可想而知，畢竟自桃莉羊實驗開始，已遭許多宗教人士、社會學家及衛道人士大加撻伐，指責「牠」是一個非常不明智的舉動。

如同基因工程應用於玉米防蟲害或加速成長一般，生物醫學家所面對的大眾質疑，到底有多少是必須的，還是立場因素使然？值得人們深思。

一旦了解幹細胞的功能之後，宗教家或倫理衛道人士的立場也不難理解。以宗教界立場而言，尋求出路的重點在另一個宇宙；如今，科學家卻為這個宇宙複製食物、複製器官……甚至複製人，宗教立場是否將開始動搖，上帝造人、創造亞當夏娃、創造天地萬物的權威是否將被科學侵襲？於是宗教家與科學家的溝通實為刻不容緩。

然而我個人認為，宗教本身不僅是萬能的科學家而已，還應給人們一種靈性的訴求，不僅是人的身體存在與完美，還在於人的精神靈性的淨化，因此當科學家與醫學家在加快複製人腳步的同時，難免有所恐慌，擔心其教化的信徒無法了解上帝除扮演萬能的科學家之外，還是一個萬能的教師，祂教人們如何淨化心靈。而心靈是不能複製的，能複製的只是器官，而器官沒有靈性，沒有靈性的又不成為人，於是宗教家必須大聲疾呼地讓大家了解宗教與複製人之間的差別，幹細胞也與宗教有很大的差別。

科學家們有很多是宗教徒，而宗教家中也有不少是科學家，我認為二者之間的溝通必然存在，相信在世界已走到今日，應不致再有伽利略發現地球是繞著太陽轉的事實，而被教皇打入監獄裡的事件發生，同時宗教力量早已遠離了政治，自然也不容易再見此種現象了，但是大家若持以理性態度，還是對社會大眾比較好一些。

社會倫理衛道人士為何欲制衡幹細胞研究？

社會衛道人士的重點在於胚胎取得的問題，因為幹細胞的研究勢必要回到胚胎裡來，才能夠做比較精確的研究，而胚胎是具有最多幹細胞的器官，這也是臍帶血可以取得幹細胞的道理，因為這些細胞最具有分化與增殖的能力，也最有幹細胞的能力，只是臍帶血比較少，內含的幹細胞量不足，在治療成人時較為困難，目前臍帶血在這方面做了許多突破，如：體外幹細胞增生等。

如果從胚胎取得的途徑變得寬鬆，科學家可從細胞裡取得腦的細胞、分化成腦以前的細胞與腦成熟後細胞，在同一個來源與情況下進行各種比較，分析哪些基因被調節、打開或關閉了，並進一步了解哪些是重要的步驟，以及步驟的次序。有了這些訊息，將更能了解腦的幹細胞如何成為腦的細胞、成為腦損傷細胞，以及修補缺陷的功能為何。

進一步地，當然可協助治療一些疾病如巴金森氏症、退化性的老年痴呆……癌症當然更不在話下了。胚胎的取得是幹細胞研究中的重大步驟之一，而取得胚胎本身就具有相當大的爭議性，當現今的科學家有能力將人的胚胎組織，種在一種特殊的老鼠（SCID Hum Mice）身上，讓牠長出人的組織來，至於是否能讓牠成長出人的器官來，仍有待進一步的研究。但如此一來，即有取之不竭的人的組織與細胞，得以從事更多的研究。

抗伊的試煉——
談伊波拉藥物臨床試驗

世界是平的，病毒也無界！當伊波拉疫情從西非擴散開來了，如預期地，各國的防疫系統都已嚴陣以待。

從十一年前的SARS至最近大家密切關注的伊波拉病毒，因為這類的大型流行病，也衍生出很多藥物發展與臨床研究的一些特例，因為這些流行病已超越了國界，甚至可被視為國安問題，而非僅是醫療議題而已。

根據世界衛生組織指出，伊波拉病毒於一九七六年被發現，感染途徑目前看起來還是經由體液感染，至今尚無獲得許可的疫苗，但有兩種可能的疫苗正在進行人體試驗。

世界上有關伊波拉疾病的專家並不多，大家都還在學習之中，就像當年的愛滋病（HIV）開始時一樣。從醫學角度來說，現正流行的這個病毒是來自伊波拉病毒家族，雖說僅有其中的一型比較嚴重，但因為沒有對症藥物可用，也難怪大家隨著疫情的擴大，愈來愈緊張了。

不過，在伊波拉病毒感染的病例中，竟有人痊癒了，以致人們會問：是不是與個人的基因有關？那些無法治癒的病患是因為基因缺陷的緣故嗎？這正是近年來「個人化醫療」（personalized medicine）發展為主流的原因。疾病治癒也有可能是偶發隨機的病例，所以，當統計學家沒有足夠的數據資料，是無法計算與判定的。

凡是病毒若進入到體內之後，開始攻擊我們的淋巴細胞，此時就與細胞的表現有關。如果病毒與我們的細胞上接收器連結，甚至在結合之後進到細胞內，並占有宿主細胞，這種表現通常是個人基因的特殊性使然。

其實，許多超級病毒因宿主必然死亡，傳染途徑就此中斷；但有些威力堪稱強大的病毒，反而能導致很多人因此得病，形成了流行病，此時就超越了單一病例的差異性。而像這樣的流行病，找到治療法是至要關鍵！

很多年前，罹患愛滋病基本上就是絕症，彷如被判了死刑，醫護人員在診療時，頭上、腳上也都要穿戴著特別的防護；如今，早已成為醫院的一個特別門診了。

這樣的轉變是怎麼發生的呢？主要是因為多年來，在愛滋藥物的研發上已有長足進展，不僅有好的藥物，同時連治療抗藥性的藥物都有。

當病人因為藥物治療而延長生命，無立即死亡之虞，同時逝世年齡與一般人的平均壽命相去不遠時，原本被視為致命的疾病，也就與糖尿病、高血壓等慢性病差不多了。

超過國界的藥物臨床研究

從SARS（非典型肺炎）到伊波拉病毒，也衍生出很多藥物發展與臨床研究的一些特例，畢竟這類大規模流行性病病，已超過國界，甚至被列為國安問題，而非僅是醫療議題或醫療行為而已。

當論及研發與生產疫苗，或涉及國安議題的疾病治療藥物時，一定要跳脫成本概念，因為這類疾病往往須全力防衛，採購流程、成本等議題自然拋諸腦後；再者，更急需一個常備單位經常性地做足防疫措施，並主導疫苗的發展方向，不斷地生產疫苗，以預防可能的流行病爆發，加上要不停的銷毀以保持疫苗的有效性，這些無法預估的成本，自然也是必須計算在內。

一般新藥需要長時間進行臨床試驗，但如果像伊波拉這樣的病毒也必須依照研發步驟一步步地執行，怎麼可能防堵病毒擴散的速度？一般藥物從研發到上市，往往要十多年之久，其中臨床試驗從零期到三期完成，少說也要花上數年，但我們現在面臨的是國安議題，如何讓一般民眾等這麼久的時間呢？

既是國安級的議題，理應以國安的方式進行研發，不僅要走快速試驗機制，更要採取人道使用（compassion use）方式，摒棄挑三撿四，不再計較年齡或性別，只要罹患此項疾病，就爭取給予治療機會，這就是人道概念——完全打破平時對藥物臨床試驗的限制。

然而，人體保護法並非可以任意被摧毀的。當高舉人體保護法時，是因為沒罹病，沒有迫切需求，而此時的人體保護法，是強調人道、是至高無上不可被侵犯的；一旦面臨危及國安狀況，有可能亡國滅種、甚至可能滅亡全人類的威脅時，自當不在此限。

畢竟，一切最終還是要回歸「善念」（good will）——未違反人權、且人性中最重要的善念。因著善念，我們給病患服用仍處於前期試驗的藥物，也因為病患願意接受解除危其生命的治療機會，即使有人權協會反對，依然是勢在必行。

人類應拋棄國籍成見攜手合作

在全球啟動防疫的過程中，全世界的科學家合作無間，此時此刻，國籍已不是重點，沒有專家還會堅持專利主張，何況要快速發展能夠阻檔疫情蔓延的藥物，勢必自現行已知有效的藥物中進行修正、改變著手，然後再進入下一個階段的測試，方有可能有效地治療伊波拉病毒。此外，既非無中生有的藥物，在治療中也能先掌握一些像副作用之類的藥物基本概念。

更重要的是，伊波拉疾病發生雖始於非洲，在亞洲或歐洲的人或許不覺得它很近，或是只要不去非洲旅行就行了，殊不知，全世界一天有幾十萬班次的飛機在各地空中飛，誰能保證這個疾病明天不會抵達你家？美國德州的病例，即是最佳例證。

想想SARS，也不過是十一年前的事啊，當它一開始發生在香港某一公寓時，怎麼會想到台灣也可能爆發那麼嚴重的疫情呢？

今日的疾病，傳播的速度之快，不可能只專屬於非洲人民，我們必須跨國的、人道的、團結一致地消滅伊波拉病毒。我相信捐棄成見、國籍、專利主張時，大家看到的會是一個人類的合作，超越了國家或地區，這個態度值得尊重與鼓吹。

生技時代新挑戰——談台灣藥物臨床試驗

「一期是看它有多壞，二期是看它有多好，三期則是硬碰硬地打擂台！」新藥的臨床試驗有著相當嚴格的法規把關，亟需大量人才與專業完整團隊，而台灣在管理、經驗、人才、配套法規，仍需再加把勁！

除非是危及國家安全的大規模流行病，就像之前從西非開始的伊波拉疫情，否則在一般生活狀況下的藥物發展臨床試驗，絕對不可以違背法規！

一般發展中的新藥，都必須從零期的臨床試驗開始，但是癌症新藥基於比其它藥物較具有急迫性之故，通常從臨床試驗的一期開始，先檢視藥物是否有副作用，至於臨床試驗的零期，則採以自願性方式。這是全球公認的研究方法。

臨床試驗的一期就進入到疾病情況，在病人身上檢視藥物的安全度。癌症新藥的一期臨床試驗不僅以癌症病患為主要測試對象，更重要的指標是檢驗這個藥物有無副作用，有沒有毒性。所以在我們教學生時，常會使用有一個簡單好記的說法：「一期是看它有多壞，二期是看它有多好，三期則是硬碰硬地打擂台。」而所謂硬碰硬打擂台，是與市場上的最佳藥物做比較。

在看它有多壞的過程裡，起步時的用藥劑量是非常低，約是動物毒性試驗的十二分之一，從最大的安全度開始執行，由於劑量極低，加上哪位病患可以得到哪種劑量，亦非醫師所能操控的，因此為避免出現有些病患服了藥卻無法產生療效的遺憾，近年來也在調整試驗程序，我們常採用「加速疊代」（acceleration iteration）方式。

以往是一個劑量用於三名病患，沒有副作用後再跳到下一個劑量的另外一組三名病患，而低劑量試驗時所需要的病患也比較多，十分耗時；但若使用「加速疊代」的方式，一個劑量使用一名病患進行測試，當有些人出現副作用時，即須降低劑量，對於出現不錯藥效的病患，即可直接進入下一個劑量的測試，致使試驗效率倍增。

臨床試驗需要專業的臨床團隊執行

這樣的臨床試驗設計需要更好的統計學家，也要有更好的臨床試驗團隊來執行，配套措施的靈魂人物是研究護士，須精準地扮演團隊的中心，與病患互動。再經由醫師執行重大的判定並充分合作；另外，團隊中也不能少了數據管理經理，有系統地管理所有的臨床試驗結果，以及計畫經理統合整個試驗的進行。

例如：一位病患服了試驗藥物之後感冒了，到底是真感冒了？還是藥物導致他感冒？還是他的疾病使他感冒呢？這些條件讓試驗變得十分複雜，此時就要仰賴研究護士仔細了解情況，然後交由醫師進行判斷，而數據管理經理則以醫學的專業術語精準地記錄下來。這樣的臨床試驗亟需大量的人才，與一個完整且專業的團隊方能執行。基於此點，我不得不說台灣在執行臨床試驗與人才等方面仍有待加強；韓國過去與我們差不多，但近年來他們進步地非常快；中國大陸在這方面也已急起直追。

返台服務這三年，發現台灣原有許多優異的基本條件，卻囿於保守，以致進度速度有限，台灣的大學教育特別是醫學教育，多以英文為主，根本不需要轉換即可與國際接軌，比中國大陸用中文、韓國用韓文強的太多了。

臨床試驗對台灣醫學界而言，起點與契機猶如「唾手可得的水果」一般，是十分具有優勢的，因為我們早在起點就比人家強。

再者，雖有政府的鼓吹，但很多醫院對執行臨床試驗仍有許多顧忌，因其涉及保險給付，很難界定何者為健保給付的常規、何者為試驗，其間切割的確不易，令醫院不勝其擾，以致意願不高。

還有對此事的科學判斷，醫院也倍感無奈與無力！由於我們的醫師在醫學院求學時即被診斷學所掌控，而基礎學科弱化，逐漸忘卻自己也是科學家，只會看病，不做研究，甚至忘了疾病是怎麼來的。教學醫院的情況可能會好些，但一般醫院的醫生若整天被病患綁住，自然很難再有參與病理研究的時間。

所以，論及臨床試驗的整體架構，勢必要與所有醫師通力合作，並非只有大學醫院而已，但我發現我們的醫師們已逐漸弱化他們的力量，失去了他們的夢想，令人遺憾！

藥物試驗的層層難關

在臨床試驗中，最困難的莫過於「研究者主動開始的試驗」

（investigator initiated trial），也就是臨床醫師將自己的想法融入臨床試驗中，亦即自己創造試驗來測試概念，這是最有科學依據的方式，但這在台灣鮮少見到，同時實務上也有困難——誰來提供藥物、誰付藥物的成本？

至於藥物臨床試驗進入二期時，已是千錘百鍊了，但試驗標準更為嚴格了，因是隨機的雙盲測試，統計學尤其重要，而常見的現象是：受試者都不想拿到安慰劑，也無法確定病患是否真的遵守服藥規定，此時醫、病之間的相互信任是必須的。

此一時期的選擇病人也有一定的難度，在台灣還有中藥的問題，中、西藥並用的狀況在臨床試驗時絕對要避免，中藥有很多在促進身體代謝，若使醫師無法真正了解試驗的狀況，豈不徒勞無功？當年，重要的免疫疾病治療藥物「基利克」（Gleevec）就是因為病患服用西方植物藥St. John's Warts，導致血中濃度不足而遭人質疑。

此外，相關機構或企業對於臨床試驗的資訊處理，也應持以更正確的態度，所有參與試驗者，不應過早揭露試驗資訊，例如：期中評估僅在檢驗期初的設計標準與統計分析，除非是一場糊塗，否則是可以修正的，但如果不當的揭露部分資訊，很可能引起不必要的紛擾。

新藥臨床試驗二期的重點在測試藥物的療效有多好，有些藥物在二期時就已達到預期的目標，獲准上市；至於三期則毋需多談，財力與時間耗費更大，以台灣目前的能力而言，談此尚早，宜多吸取大廠的經驗，並發揮生技產業的接力賽特性，讓世界大廠接棒執行，然後再引進針對漢民族特質進行測試。

台灣的生技產業已深耕多時，這兩年蓬勃發展尤受各方矚目，不僅政府體認其必要性，產、學、研也逐漸成熟，倘若大家都能以合理的期待面對，攜手創造一個合理的環境，我相信不久的將來一定能見到開花結果的。

當健康漫步雲端時

「雲端」近來尤其夯，雖然聽起來很遙遠，卻又好像很接近——它，已悄悄地走進你、我的生活之中。

這兩年，智慧行動裝置結合健康醫療應用，個人健康數據由「點」慢慢地連成「線」，而這朵「健康雲」不免也衍生出新的問題與疑慮，有待我們一起深思解決之道。

當你跑步時，手上戴著一支i-Watch（智慧型手錶），記載著你今天吃進肚子裡的卡路里、走了多少步、身體消耗了多少熱量、你的心跳等生理參數……等，對於個人而言，或許這是很令人興奮的事；可是，在這些數字的背後，究竟還有什麼你沒想到的事？又可以延伸出什麼樣的解譯與意義呢？

如果這些日常生活中與健康相關數字，不能被記載下來，可能旋即就被遺忘了，畢竟它們對你的健康管理無法產生關鍵性的影響；並且，被記錄下來的健康數據要涵蓋所有的行動力，才能比較差異，形成模式，當累積到某一個程度之後，就完全不一樣了——有一天你發現平均心跳應該在七十到一百之間，但今天為何只有六十？這樣的數據資訊開始具有「加值」功能，才是重要的！

數據本身的意義，在於由「點」累積成為「線」，然後從這條「線」上找差異，一旦變成了「數據」才開始具有真正的意義，而不再是數字而已。

只是，是誰需要累積這麼大的數據呢？假如你現在每天開始累積你的心跳與卡路里，累積一年後，可想而知資料有多麼可觀：靜止狀態的、運動狀態的、興奮時的、不開心時的……，隨著情緒變化，產生出來的數據也不一樣的，當然，若記錄情緒的部分不完整，解讀就不完整，而數據的意義就無法被彰顯出來。

此時，數字的精確性變得愈來愈重要，並且需要連帶著反映整個生物學的背景，才有解讀的價值。然而，當一天二十四小時的各種情緒變化所引起的數字變化，全都被記錄，並且累積到驚人的大型數據之後，一旦再加上所謂的生物學背景，整個數據檔就會變得非常複雜。

試想：一年下來，在你個人身上累積的數字，幾乎可用兆來計算，而這些可能僅是一人一年的心跳與卡路里的簡單數據而已；再要涉及數據分析的話，難度就更增幾分，尤其是數據一多，甚至大到可用「巨量」來形容時，既便你只想問一個簡單的問題，也可能變成像大海撈針一般了。

因此在蒐集與建置數據資料時，須預設一個多重進入的方式，隨時可以進去問各種的問題，同時還要加上生物學定義：你生氣時，心跳會增加多少？或是悲傷時，心跳會降低多少？生氣或悲傷，即是所謂的生物學定義或背景，為的是讓這個數據變的有意義或完整。

這只是一個非常淺顯的例子，來說明這些數據背後的複雜性。

數據怎麼存取才安全？

有了數據之後，即需儲存下來以備後續的分析，但要存在哪裡？怎麼存？存下來之後怎麼使用？誰又可以使用這些數據？儲存這些巨量數據的困難程度，遠遠超過一般人能夠想像的：從兆位數起跳、甚至百兆的個人數據，再乘上幾億人口時，需要多大的空間或容量來儲存這些數據，而這個儲存的困難度又 及到傳輸的問題，畢竟數據不斷地需要儲存與傳輸。

如果只是心跳數據，傳輸速度可以很快；如果傳輸的是一張X光的影像，或是一張EKG（心電圖），就會變成非常地慢，如果傳輸的速度慢，意義將大打折扣，到了下載端，同時還可能會造成塞車，因為大家都在等傳送的資料，甚至還可能要排次序、要拿號碼牌才能取件呢。

所以，與「雲」對話時，傳輸速度與下載速度是真正的關鍵。此朵雲假如離你很近，速度會快些，你也會覺得它的用處很多；但如果這朵雲遠在天邊，即使再大型的資料庫，對你而言，依舊遙不可及。

再深入探究，傳輸速度的快慢取決於頻寬的大小，而頻寬要多大才夠用呢？事實上，隨著大家的使用程度與占有，傳輸只會愈來愈慢、愈來愈難，惟有建立一個整體秩序，以決定數據取得的優先權順序來紓解數據傳輸擁塞的狀況，像病人、救火車、救護車等都應該賦予較高的優先次序，而一般住家居民的自我保健資料傳輸，可能就要視情況而定，在一般情形下，重要性相對也比較低。

不過，要由誰來決定這個優先順序呢？在建立大型數據庫與雲端儲存時，就應先設定好先後順序、次級資料庫的分類及使用方法，其中不僅涉及的人力、複雜性、頻寬、資訊流通量等，更重要的是還與安全性考量密切相關。

沒錯，當資料愈複雜時，不預期的漏洞也就多，自然在安全上也更令人擔憂。

一旦發生地震、斷電等突發狀況時，該怎麼辦？資料會不會就此遺失？是不是需要異地儲存或備份？事實上，雲端資料還受到氣候、電磁波、衛星等干擾，甚至還有很多已知、未知或不可知的影響因素存在。

今天的科技已到了大數據時代，說起來很雄偉，其實也很脆弱，表面上幾乎萬事俱備，在每一個環節裡又都像是還在發展中階段，似乎就是差了那麼一點，不完備、漏洞……讓人無法不擔心：我用的那朵雲安全嗎？

單就醫療來看，最直接的聯想就是個人資料（簡稱個資）的洩露，誰也不想讓不相干的外人知道「我病了」，更何況放在雲端上，倘若很多人同時使用相同資料庫，這些人是否有有機會看到他人的資料呢？總之，大家都希望自己儲存資料的地方不但有密碼，還有重重關卡把關以杜絕任何可能的資料外洩機會。

此外，網路駭客事件層出不窮，技倆也愈來愈高段，難怪雲端安全性的問題，至今仍無法取得絕大多數使用者的全然信任，可惜的是，也相對地影響在醫療使用與發展。

人性化與大未來

當然，也不能因為安全考量而卻步不前，例如：你上週在一家醫院照了X光，隔週轉赴另一家醫院看病，假如使用雲端資料庫，你就可以在一秒鐘之內將你上週照的X光片調過來；如果沒有雲端的儲存與傳輸，可想而知即使只是轉借自己的X光片，也會變成一件耗時的麻煩事。

由此可見，一般人擔心的雲端的壞處及可以從雲端得到的好處，其實是相對的，就像現代人享受信用卡帶來便利，同時也就不得不要承受它可能引起的風險。

天下事都有著「禍福相倚」的通理，固然應該擔心個資洩露的情況，卻不能因此阻礙了它的成長，在推動大數據與雲端運算發展，我認為，「溝通」與「教育」是兩大基本原則。

到底誰需要溝通呢？事實上，它牽涉了三種人在使用語言上的差異：資訊人員所談的是冷、硬的軟體與硬體；生物醫學人員談的是人類疾病的複雜性；使用者卻只關注於個人使用時的便利與否。

台灣有非常多的資訊人才，然而談到生物資訊時，彷彿進入到一個斷層，兩個懸崖之間卻沒有橋，原因在於一邊是生物醫療人員，另一邊則是資訊人員——生物醫療人員的養成十分漫長，當晉升至決策主管時，已有一定年紀與年資，而這些人恰恰都錯過了電腦科技的洗禮；反觀資訊主管就相對年輕一些，多為年齡約莫四十上下的中生代，幾乎是在電腦中長大，因此二者之間就有可能出現了年齡與專攻術業的鴻溝。

至於使用者只是一般百姓或病患，在意的只是如何存放他的心跳數據或X光片，或是他能自由決定讀取資料的對象。結果，使用者發現他與生物醫療人員或資訊人員兩端都說不通。

除了要跨越上述三種人之間的語言隔閡，更要以「人性化使用介面」的資料庫設計為指標，如同市場上很多博得消費者青睞的品牌，即因其產品將使用介面人性化了，讓消費者即使不了解或強記太多生澀的科技，也能享受科技的便利。而我們現在最缺乏的，也就是人性化的介面。

在未來的世界，透過教育是可以解決上述這些問題，人類文明演進至今，所有的過程也不是理所當然的。當年瓦特發明蒸氣機、火車開出來時，大家都驚呼是「怪物」，沒人敢搭乘；照相機剛問世時，大家也擔心它會攝走人們的魂魄；萊特兄弟的飛機在飛上天空之際，大家都認為必定會失敗。

我認為，惟有讓生醫、資訊及使用者三種人在一個適合的環境下共同創造，建立共同語言與共同認知、熟悉的文化，方能打破疆界。將這三組人員集合起來，深入研究一些問題，只要完成一個實驗雛形，即容易地繼續下去、擴大成效。

眾所周知台灣的全民健保資料庫是一個大寶藏，由於大家的各種疑慮，目前是無法立刻抽取資料；再者，健保資料庫裡的數據也缺乏分類或與其它資料庫的橫向整合，許多個人資料散在死亡檔、出生檔、癌症檔等不同的資料庫中，所以當我們想追蹤研究一個早產兒後來的成長過程，並沒有單一的資料庫可以立即回答這個問題；如果有一個人死於癌症，我們想探究他的生活習慣、是否抽菸與否……，就必須整合癌症登錄與全民健保資料庫，才有可能勾勒出一個大概的全貌。

為迎接雲端的大數據時代做準備

然而，這樣的檔案資料合併又談何容易，首先須就姓名代碼進行解碼，然後像瞎子一樣一個個對碼、串連，這個大工程有賴資訊人員協助建立串連各資料庫之間軟體介面，但以現今的科技，都已經辦得到的。

最重要的，還是要回答生物學的問題，如前面所提的例子：一名體重低於一千五百克的早產兒，長大之後有多健壯的研究，倘若再將人類複雜的變數（職業傷害、素食或肉食主義者、有無抽菸習慣等），這個資料檔會變成複雜的不得了，但健保資料庫卻不一定找得到所有的資料，像抽菸習慣是致癌因子之一，僅能到癌症檔去找，在全民健保資料庫是沒有的。

由此可想而知，為何我們需要「雲」了，而且還是一朵非常龐大的雲，也就是現在大家口中的「大數據」了。

數據之間要有方法串連，串好了之後才能進去，並且是一個多重進入的方式，不論從性別、年齡、遺傳、特殊生活習慣等，都可以進入，因此這朵雲猶如一個大城堡，也像迷宮，不但每扇門能通達到同一個目的地，同時門與門間也能相通，好讓不同的人或問不同問題的人，從東門進也行，往西門進也通。

這個像大城堡般的大數據資料庫，複雜性很高，幸好從政府、醫療體系到業界，對雲端發展趨勢皆有不落人後的體認，只是未來要走的路還很崎嶇，亟需許多配套措施，包括：建置預算的分配、跨院借閱影像資料的協調機制、傳送過程的影像完整性、洩露個資的資安疑慮等。

其次，在進行資料分析時要掌握問題重點：很多人說糖尿病與癌症有關，是真的嗎？發生在哪一種癌症比較多？男、女性別有差異嗎？罹病多久才可能發生呢？第一型糖尿病的小孩是不是後來都死於癌症呢？可是小兒科裡有許多第一型糖尿病的小孩，卻沒聽過這個狀況？這些都是生物學的問題，而生物學的問題最適合進入到大數據資料庫去找答案，說不定是與早產兒有關，說不定與該名病患幼年罹患糖尿病的嚴重程度有關，也可能與第二型的成人型糖尿病有關呢？或許與他得病的時間、年齡或注射葡萄糖有關係？

涉及生物背景的問題，最好是有大型資料庫的協助，就有助於跳脫科學實驗以管窺天的不足，使用大型數據庫反而能倒過來驗證以管窺天的實驗結果，兩相互補之後，則又將是別有洞天，彼此互相幫忙、相互驗證。

此外，在迎接雲端的大數據時代來臨之際，台灣需要積極勾勒一個遠景，依我之見，若能發揮台灣良好的醫療基礎建設優勢，自大數據、雲端建置及醫療保健系統著手最有利基，本來我們在這些方面就成就斐然，要能傾全國之力來做，應可在世界引領風騷。

一如台灣的小國像愛爾蘭、芬蘭或冰島等，都紛紛選擇一個鎮或島推動此事，包括綠色能源到健康照護，乃至雲端管理等，開始模擬未來人類世界發展中的大數據該怎麼處理，中國大陸也是如此。

台灣目前僅限於小規模的醫院聯手進行，尚未以單一城市來作示範，未來應可用一個直轄市或一個小島來切入，台灣並不大，甚至可以雄心壯志地考慮以全島為實施目標。

雲端，並非虛無飄渺，而是無遠弗屆，正一步步改變你、我的健康醫療思維！

轉念之間——漫談高齡照護

當台灣一步步進入高齡社會時，你和我都準備好了嗎？準備好隨時隨地都能以感同身受的心情面對老人照護的問題？

偶而大清早會到大安森林公園走走，印象最深的是，公園裡最多的人就是輪椅老人與他們的外籍看護，再來還有一群是比較年輕的六十五到七十五歲的老人，他們正加強運動，在我的眼中，這些坐輪椅的長輩們彷如是他們的借鏡。

若依聯合國世界衛生組織的定義，台灣預計到二〇一七年就會邁入高齡社會，也就是說六十五歲以上的老年人數占整體人口的百分之十四。但以現在的老化速度來看，很可能更快，台灣在二〇一五年就會到達高齡社會的標準。

專家們常說，老化可以分為三個階段：小老、中老及老老。六十五到七十五歲是「小老」，是人的一生中最能享受生活的階段；在七十五到八十五歲的「中老」時期，約有八成的人需要用藥，但多還有自主能力，不用躺在床上；至於到了八十五歲以上的「老老」之後，很多人就有臥病在床的可能性。

我們在路上看到被推的輪椅老人，固然他們有不能走路的遺憾，但可慶幸的是，他們不必躺在床上，甚至還可以出門，能夠出門是需要勇氣的，畢竟很多老人從床上移坐到輪椅，就已經很辛苦了。

基本上，臥病在床時，人體很多的機能很多都需要借助外人支持，此時伴隨而來是家中成員特別是子女的負擔與壓力，而服侍老人的這一輩年齡，絕大多數在五、六十歲左右，工作責任與家庭壓力都大，但以過去的教育方式，我相信他們心中是願意且樂意為老人服務，不過，那份壓力與不安是永遠不能平復的。

好比每次我在機場偶遇朋友時，大家最常聊的話題不外乎是剛剛離家與父母道別或是剛剛通電話道別的事，我們都是五、六十歲的人了，家裡都有老父、老母，離家出差國外，心中總是有一絲不安，因此周遭朋友常說，最怕半夜電話鈴聲響，擔心那通電話會成為人生中最大的驚恐。

一旦老人家臥病在床，勢必加重家庭負擔，因為不知這個情形要維持多久，也不知何時需要辭去工作？有些老人有驚人的生命力，臥病在床的時間非常長。自醫生的角度，最不希望看到「臥病在床」這四個字，表示病患的生活品質會因此受到影響。

因此，在我們醫生、醫療上的考量，最重要的是讓臥病在床的時間大幅縮短，且愈短愈好。從「生命的品質」定義上來看，臥病在床到死亡的時間最好是在兩週以內，如果超過三個月，衍生的就是壓力、困境；若是臥病在家，家人須面對的支持與負擔何其大，更重要的是，家人能做的事很有限，以目前科技，他們需要點滴與營養、注射性藥物，沒有受過醫療訓練的人完全做不到，居家護士也僅能提供點狀的服務，因此家醫科承擔很大的負擔，他們的角色愈來愈多是在支持這些居家護士與居家老人的照顧。

我與這些同事討論這些事時，不論是家醫或居家護士，他們也覺得遺憾，他們希望能多提供一些服務，但受限於時間與居家醫療儀器設備的缺乏，隨著遠距照護發展，即便可以協助解決一部分問題，但無法解全部的問題。

至於安養中心呢？事實上，又有誰願意直接將老人送進安寧照護或老人安養中心？很多人不知道，其實很多安養中心的入住率是不足的，意即還有很多空缺，但申請時，卻還很困難，不一定能夠住得進去，這是因為配套措施不足之故；另一方面，也可能有服務品質的疑慮。其實很多安養中心的設立，不一定只有營利上的目的，也有的是基於一份感同身受，然而，這又涉及福利政策，顧名思義就是沒有龐大資金或充裕的經費補貼，所以安養中心能支付的薪資不高，自然很難提升服務品質，相對地，很多人不敢送長者入住。

慶幸的是，政府也了解這個問題，已積極推動老人長照計畫，期以法規與政策，福利加上保險，讓老人照護做得更好，同時因應未來更艱鉅的任務：迎接高齡化之後的社會與人民。

面對高齡化社會的心理建設

邁入高齡社會，老人照護將成為我們周遭更普遍的事。在老人照護上，很多中年人因為工作忙碌、家庭、子女等諸多藉口，不大願意想辦法與長者溝通，甚至視之為「犧牲」，如果以這樣的心態照護老人，自然就會是一張苦瓜臉；若以健康的心態視之為一種自我學習——學習如何做老人，就會變成理所當然，甚至是一種由心而生的喜悅！

在美國，我的病人老先生與老太太攜手一起來看病的例子很多，有一位老太太陪同先生來看病，老先生留下來做化療，老太太說她要去做運動，之後再來接老先生，我好奇的跟她聊了起來，老太太說運動不只維持自己健康，更重要的是維持心理與精神健康，運動之後偶而碰到朋友，喝個咖啡，先將自己照顧好，才能行有餘力照顧老伴。

我的另一個病人喜歡開車，生病之後不能開車，話也變少了，因此他兒子就帶著他遊車河，問他好不好，「怎麼會好？」老父淡淡回了一句，兩人在遊車河途中一路無言。後來兒子買了電子血壓計，上車前先量一次血壓，然後在途中再量一次，自此，父子間的談話就多了血壓的話題，從測量血壓開始，父子倆的對話也多了，相對的，父親的心情也逐漸變得開朗起來。

邁入高齡社會，老人照護將成為我們周遭更普遍的事。「我很忙，只有五分鐘時間，站在玄關就不進去了……你今天吃藥了嗎？家裡沒什麼事吧……」這連珠砲的「問候」，是否覺得有些耳熟？或許是真的忙，或許是既擔心又關心，只是可曾想過：這樣的焦躁的方式與行徑，會對被探視或照護的老人家留下負面的影響嗎？老人心中的不安，常常是照護者行為的反射，日積月累，他們的行為會因為我們的不耐煩或焦慮態度而激化，令人擔心的是，老人家的這份心理不安，隨之而來的就可能導致成精神性疾病。

與其讓老父、老母成為自己焦慮的一種投射，不如在自己心理先建設好，自己是去學習，創造自己與長輩之間的對話，然後互相影響。

所以，如何解開這個高齡化與照護的「結」，就在你、我的一念之間！

雲淡風清

作　　者／閻雲 著・趙慧珍 整理
發 行 人／王端正
總 編 輯／王志宏
責任編輯／何祺婷
美術指導／邱金俊
美術編輯／林家琪
校　　對／黃政榕
出 版 者／經典雜誌
財團法人慈濟傳播人文志業基金會
地　　址／台北市北投區立德路二號
電　　話／ 02-2898-9991
劃撥帳號／ 19924552
戶　　名／經典雜誌

製版印刷／禹利電子分色有限公司
經 銷 商／聯合發行股份有限公司
地　　址／新北市新店區寶橋路 235 巷 6 弄 6 號 2 樓
電　　話／ 02-2917-8022

出版日期／ 2015 年 12 月初版
定　　價／新台幣 300 元

ISBN 978-986-6292-69-9(平裝)
Printed in Taiwan

國家圖書館出版品預行編目 (CIP) 資料

雲淡風清 / 閻雲著 ; 趙慧珍整理 . -- 初版 . -- 臺北市 : 經典雜誌 , 慈濟傳播人文志業基金會 , 2015.12
272 面 ; 15x21 公分
ISBN 978-986-6292-69-9(平裝) 1. 癌症 2. 通俗作品
417.8　　104025469